코로나 이후의 삶

코로나 이후의 삶

초판 1쇄 발행 2020년 8월 15일

지 은 이	권기헌
발 행 인	권선복
편 집	권보송
디 자 인	최새롬
전 자 책	서보미
발 행 처	도서출판 행복에너지
출판등록	제315-2011-000035호
주 소	(157-010) 서울특별시 강서구 화곡로 232
전 화	0505-613-6133
팩 스	0303-0799-1560
홈페이지	www.happybook.or.kr
이 메 일	ksbdata@daum.net

값 16,000원
ISBN 979-11-5602-828-4 93510

Copyright ⓒ 권기헌, 2020

도서출판 행복에너지는 독자 여러분의 아이디어와 원고 투고를 기다립니다. 책으로 만들기를 원하는 콘텐츠가 있으신 분은 이메일이나 홈페이지를 통해 간단한 기획서와 기획의도, 연락처 등을 보내주십시오. 행복에너지의 문은 언제나 활짝 열려 있습니다.

어떻게 하면 완전하고 건강한 삶을 살 수 있을까?

코로나 이후의 삶

권기헌 지음

마음의 진정한 기쁨과 고요함으로의 초대

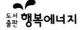
도서
출판 행복에너지

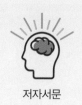

젊은 시절에는 아픔과 고민들이 많습니다. '나는 누구지?' '나의 정체성은 뭘까?' '난 어떤 일을 할 때 가장 행복하고 몰입할 수 있을까?' 등의 문제들과 씨름하면서 때론 아파하고 좌절하고 그러다가 또 일어나 용기를 내는 시절입니다.

우리가 생각하고 느끼는 모든 경험들이 우리의 뇌 의식에 저장되므로 나의 뇌 의식을 어떻게 높은 주파수로 만들 것인가가 우리의 삶을 성공적으로 이끄는 핵심 관건입니다. 따라서 이 책은 행복, 기쁨, 열정, 보람, 감사, 사랑이라는 긍정적 파동이 넘치는 나를 만들어 나가려면 어떻게 하면 되는지에 대한 지침과 방법론을 담고 있습니다.

인생은 완성된 질서를 향해 한 조각 한 조각 퍼즐을 맞추어 나가는 것과도 같습니다. 사실 우리의 뇌도 이렇게 이루어져 있습니다. '가소성의 원리principle of plasticity'로 이루어진 우리의 뇌의 시냅스는 우리가 노력하는 만큼 더 완성된 네트워크를 만듭니다.

인생이라는 대해를 건너자면 시련도 굴곡도 있기 마련입니다. 다만 어떤 지침과 나침판을 갖추고 임하느냐에 따라 결과는 달라질 것입니다. 이 책이 그런 의미에서 젊은이들에게 하나의 좋은 나침판이 되길 바랍니다.

인생은 그 누구의 것도 아닌 자기만의 스토리를 만들어 가는 과정입니다. 어려운 환경에도 굴하지 않고 시스티나 성당의 천정화를 완성시킨 미켈란젤로처럼, 그리고 혹독한 시련에도 굴하지 않고 자기만의 작품을 완성시킨 도스토예프스키처럼, 우리는 '우리만의 명작'을 한 땀 한 땀 그려 나가는 것입니다.

이 책은 자기 분야를 찾고 자기만의 긍정적인 파동을 만들어 나가면서 뇌 의식을 완성시키는 방법론을 담고 있습니다. 내가 현재 느끼는 감정과 마음, 생각이 나의 뇌 의식과 파동을 만듭니다. 내가 지금 현재 만들고 있는 나의 뇌 의식과 파동이 나의 운명을 만듭니다. 이 책이 여러분의 삶을 행복과 기쁨으로 전환시키는 데 도움이 되길 바랍니다.

2020. 7. 30
명륜동 연구실에서
권기헌

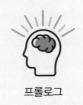

프롤로그

사람들이 코로나 바이러스covid-19로 인해 많은 고통과 스트레스를 받고 있다. 코로나로 인해 세계경제가 어려워지고 있고, 코로나 팬데믹pandemic으로 인해 비대면 수업과 언택트untact가 보편화되고 있다. 많은 학자들이 거론하고 있는 포스트 코로나 이후의 변화된 패러다임을 살펴보면 다음과 같다.

● 포스트 코로나, 이제 인류는 예전으로 돌아갈 수 없다.
● 새로운 바이러스가 3~5년마다 인류를 덮칠 수 있다.
● 새로운 경제위기, 뉴노멀new normal 시대에 적응하라.
● 교육과 비즈니스에서 언택트untact와 온택트ontact 방식을 준비하라.

● 포스트 자본주의에 대응하라.

한결같이 인간의 두려움을 자극하는 쇼킹한 내용들이다. 사실일 수도 있고 조금은 과장된 내용도 있을 것이다.

하지만 한 가지 확실한 점은, 이제 우리는 그 이전의 삶으로는 돌아갈 수 없다는 것이다. 포스트 코로나 세상에서는 자신을 사랑하고 깨어 있는 삶을 살아가는 의식이 높은 사람들과 그렇지 못한 사람들로 확연히 구분될 것이다.

의식이 높은 사람들은 자신과 주변의 삶을 평화롭고 행복하게 창조하는 반면 그렇지 못한 사람들은 어쩌면 더 고통스러워 질 수도 있을 것이다.

의식이 높다는 것은 무엇을 말할까?

의식이 높은 사람은 현실을 있는 그대로 받아들이되 자신을 사랑하는 자존감을 지닌 사람이다. 그리고 깨어 있는 사람이다. 텅 빈 고요함 속에서 깨어 있는 인식이 의식의 근원임을 안다. 그것은 고요하고 평화로운 가운데 완전함과 풍요, 그리고 사랑과 알아차림으로 존재한다. 현존과 신성을 믿고 직시하는 사람이다. 보이지 않는 세계의 빛과 사랑 그리고 진실을 알고 있으며, 물질계의 삶과 보이는 세계가 전부가 아님을 알고 있다.

무엇보다도 이 시대는 정신이 물질을 창조한다는 사실을 알고 내면의식이 외부세계를 창조한다는 사실을 보편적으로 깨치는 시대가 될 것이다. 물질과 의식의 양면을 연결하는 연구들이 점점 더 많아질 것이다. 그 결과, 우리의 현실은 우리 내부 무의식의 반영이고, 내부 무의식의 변화로 자유롭고 풍요로운 현실을 창조하게 된다는 것을 모두가 알게 될 것이다. 하지만 중요한 점은, 그러한 사실을 먼저 깨달은 사람들이 먼저 고요하고 평화롭고 풍요로운 삶을 살게 된다는 것이다.

외부 세계는 우리 내면의 멘탈mental에 따라 변한다. 내면의 정신과 면역력이 높아지면 외부 세계는 변화된 내면에 반응하게 된다.

인간은 기쁨과 활력이 넘칠 때 행복하다. 기쁨과 활력이 넘칠 때 의식의 파동이 올라가며 깨어 있는 삶을 살 수 있다.

누구나 기쁘고 활력이 넘치는 삶을 살고 싶을 것이다. 하지만 어떤 사람은 늘 기쁨과 활력이 넘치는 반면 또 다른 많은 사람들은 불안하고 무기력하다. 혹은 잠시 기분이 좋았다가도 불안하고 우울해진다. 왜 그럴까?[1]

인간의 사고와 행동은 뇌에서 나온다. 우리 뇌파의 진동이 부족하면 나는 우울해진다. 생체리듬물질과 행복호르몬이 충분히 분비되지 않기 때문이다.

그렇다면, 뇌파의 진동을 어떻게 하면 상승시킬 수 있을까?

몸, 마음, 정신 등에서 다양한 접근이 가능할 것이다. 본서에서는 두뇌 계발에 초점을 두고 건강하고 완전한 삶, 활력이 넘치는 삶을 살기 위한 방법에 대해 체계적으로 설명하고자 하며, 이를 통해 깨어 있는 삶과 의식을 높이는 방법에 대해 설명하고자 한다.

우리의 청정한 본성은 순수하게 '알아차림'으로 존재한다. 텅 비고 고요한 가운데 총명하게 알아차리는 각성되고 고양된 의식이 있다. 또한, 청정한 본성은 나의 현재 삶을 통째로 비추고 있다. 늘

프롤로그

나와 함께 있으며 전체를 알아차리고 있다.

무한한 빛의 공간, 순수한 빛의 공간, 그리고 텅 빈 빛의 공간이라고 표현해도 좋을 것이다. 그것은 텅 빈 가운데 각성된 명료한 의식이다. 고요하면서 순수한 의식이다. 이것이 바로 초의식이며 나의 참 성품이다.

아래에서는 이러한 결론적 내용들을 하나하나 설명해 보기로 한다. 그러기 위해서는 먼저 생명에너지에 대한 이해, 몸과 마음, 정신의 작용에 대한 이해를 토대로 우리 두뇌의 송과체 각성과 활성화의 방법에 대해 알아볼 필요가 있다.

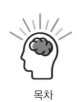

목차

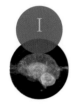

I 나는 왜 불안하고 우울할까?

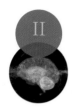

II 나의 에너지 장과 밝음

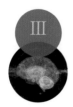

III 송과체 각성

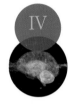

IV 자율진동과 뇌파진동

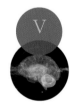

V 파동에너지

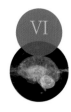

VI 마음에너지와 본성에너지

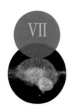

VII 생명에너지

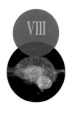

VIII 내면의 확신에 이르는 창조적 제언

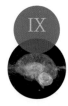

IX 전인교육과 새로운 리더십

I

나는 왜 불안하고
우울할까?

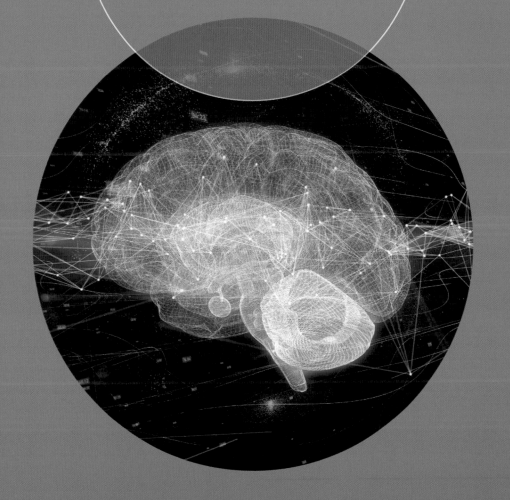

나는 왜 불안하고
우울할까?

인간의 사고와 행동은 뇌에서 나온다. 뇌파의 진동이 부족하면 나는 불안하고 우울해진다. 신경전달물질과 행복호르몬이 충분히 분비되지 않기 때문이다.

왜 어떤 사람은 자유롭고 건강하고 기쁘게 사는 데 반해 또 어떤 사람들은 불안하고 무기력하며 고통스럽게 사는 것일까? 또한 나는 왜 자주 우울할까?

답은 파동에 있다. 그리고 본성에 대한 발견에 있다. 본성의 무한한 가능성과 완전함을 발견한 사람은 높은 파동을 지닌다.[2]

본성의 무한한 가능성을 발견한 사람은 본성의 완전한 파동에 힘입어 긍정적 느낌과 생각으로 임한다. 그에 따른 말과 행동 그리고 실행력을 보여 준다. 높은 파동을 유지하고 있는 것이다. 따라서 불안과 우울이 찾아들 틈이 없다.

반면에 본성의 무한한 가능성을 발견하지 못한 사람은 항상 낮은 차원의 파동에 놓여 있다. 긍정적인 때도 있으나 곧 그에 걸맞는 낮은 차원의 느낌과 생각에 휩싸이게 된다. 따라서 불안하고 부정적이고 우울한 말과 행동 그리고 습관을 보여 준다. 그러므로 답은 파동과 본성에 대한 발견에 있다.

그렇다면 어떻게 하면 뇌파의 진동을 상승시키고 본성을 발견할 수 있을까?

독서를 하고 영화를 보고 여행을 통해 새로운 견문을 넓히고 상상력을 증진시켜 주는 것도 뇌파의 진동을 상승시킨다. 일상생활 속에서도 조금의 여유를 가지며 휴식을 취하고 꽃과 자연을 보는 시간을 갖는다면 뇌파는 상승될 수 있다.

한편 명상이나 뇌파진동과 같은 수행을 통해서도 뇌파는 상승된다. 이는 앞선 예시들과는 비교할 수 없는데, 그것은 우리의 뇌를 근본적으로 변화시키는 노력이기 때문이다. 수행을 통해 어떤 단계에 이르면 우울하다가도 행복 모드로, 무기력하다가도 활력 모드로 전환시킬 수 있게 된다.

송과체 각성이 답이다.[3] 뇌파진동을 향상시키는 것이 답이다. 이를 통해 기쁨, 자유, 행복을 구현할 수 있다. 이에 본서에서는 "송과체의 각성과 본성의 발견"이라는 주제에 초점을 두고, 이를 실현하기 위한 수행법을 체계적으로 제시하고자 한다.

I

나는 왜 불안하고 우울할까?

인간의 사고와 행동은
뇌에서 나온다

인류의 역사 속에서 두뇌 진화의 궁극적 동인은 행복이었다. 인간은 생각, 감정, 오감을 최대한 확장하는 방향으로 진화해 왔으며, 이제는 감정과 이성을 넘어 도덕 중추까지 개발하는 단계에 이르렀다. 하지만 이러한 과정에서 간과해서는 안 되는 것이 무의식과 잠재의식의 정화이다.

인간이 자신의 마음을 정화하여 맑은 인식으로 세상을 바라보며, 주변의 사람들과 함께 손잡고 화합하려면 자신의 본성에 대한 자각이 필요하다. 마음속의 때, 관념, 에고 등은 우리 마음의 근본적 불안과 초조, 두려움 등을 초래하며, 그 속에서 남에 대한 지배와 우월감, 착취 등의 비정상적 행태도 발생하게 된다. 따라서 이

모든 무의식의 업장들을 털어 버리고 자신의 청정한 본성을 자각
하려면 뇌간의 송과체를 활성화시켜야 한다.

　뇌간의 송과체를 활성화시키면 개운開運이 가능해진다.[4] 그리고
그것은 마음의 정화를 통해 가능하다. 송과체의 활성화, 마음의
정화의 순서로 이루어지든지, 혹은 마음의 정화, 송과체의 활성화
의 순서를 통해 자신의 본성과 만나게 되며, 이것이 개운開運으로
이어지는 것이다.

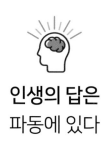

인생의 답은
파동에 있다

인생의 답은 파동에 있다. 나는 지금 어떤 파동에 있는가? 기쁘고 신명 나는 파동인가, 우울하고 무기력한 파동인가? 가볍고 날아갈 듯한 파동인가, 무겁고 저조한 파동인가? 이 모든 답은 파동에 있다.

파동을 올리는 것이 답이다. 그대 파동이 고조되어 있다면 떨어뜨리지 마라. 만약 떨어뜨렸다면 다시 올려라.

빠른 비트 음악을 듣고 운동이나 수련을 통해 다시 올려라. 니체는 춤추듯이 살라고 했다. 하루도 춤추지 않은 날은 그대 인생에서 무의미한 날이라고 했다. 아이처럼 웃으며 비눗방울처럼 가볍게 살라고 했다.

음악을 들으면서 산책을 해라. 햇볕이 있는 들판으로 나가도 좋으리라.

괴테는 하루하루가 새로운 날이 되도록 향상심向上心을 가지라고 했다.

아름답고 선량한 사람들과 대화하라. 목욕을 하고 맛있는 음식을 먹어라. 자기 몸에 맞는 음식을 먹되 가볍고 기분 좋은 컨디션을 유지하라. 몸에 좋은 소금을 먹고 물을 많이 마셔라.

몸의 기혈을 모두 풀고 정신을 상쾌하게 유지해라. 마음에 걸리는 일은 빨리 풀어내라. 해원하고 상생하되 다시는 마음 걸리는 일은 옆에도 가지 마라.

파동을 떨어뜨릴 사람 옆에는 가지도 말라. 만약 갔다면 자신을 노출시키지 말라. 스스로를 보호하고 물들지 말라. 하지만 그대가 한 차원 높고 견고한 파동을 지닌 존재라면 그대의 파동을 떨어뜨리지 않고도 그를 도와줄 수가 있다.

이 책의 핵심 주제 역시 파동이며, 우리는 어떻게 하면 우리 몸, 마음, 그리고 정신의 파동을 최고조로 올리고 유지할 수 있을까에 대해 논의할 것이다.

좋은 파동을 지니는
사람이 행복하다

높은 파동과 낮은 파동이 있다. 음악을 듣고 산책을 하며 좋은 사람과 함께 있을 때는 높은 파동의 상태이다. 마음이 몰입하여 주일무적主一無適의 상태에 있을 때에도 높은 파동이 나온다.

무의식의 세계는 넓고 광대하다. 인도철학 경전에 보면 산치타 카르마, 프라라브다 카르마에 관한 이야기가 나온다. 무의식 전체의 산을 산치타 카르마라고 한다면 현생에 내가 받게 되어 있는 카르마를 프라라브다 카르마라고 한다. 또한, 내가 이 생에 지은 모든 행위의 카르마는 끊임없이 산치타 카르마에 저장된다. 나의 생각, 말, 행동이 카르마의 씨앗이 된다.

한편 좋은 추억을 가진 자는 타락하지 않는다. 좋은 감정적 정보와 추억을 가진 자는 무의식 속에 높은 파동의 정보가 많이 저장되니 의식 상태가 늘 긍정적이며 행복하게 된다는 의미이다. 또한 평소에 기도를 많이 하는 사람은 높은 파동을 무의식에 주입시켜 놓게 되는데 무의식에 저장된 높은 파동은 나의 뇌파를 통해 현실로 나타나게 된다. 종교에 따라 다를 수 있는데, 가령 불교를 믿는 사람이 나무아미타불을 많이 외운다면 아미타불이 지닌 위신력威神力과 함께 긍정적 정보가 무의식 속에 높은 파동으로 저장된다. 위급한 상황이나 마음이 불안할 때에 이러한 긍정적 정보는 우리의 뇌를 통해 즉각 현실화되는데, 부정적 감정을 차단하고 우리 마음을 높은 파동으로 유지해 주는 것이다.

명상이나 만트라도 마찬가지이다.[5] 내 마음이 하나로 집중하여 높은 파동으로 들어갈 수 있기 때문이다. 진동이나 운동요법은 더욱 직접적인데, 이것은 몸의 세포들을 하나하나 일깨워 거기에 담긴 부정적 정보들을 모두 떨쳐 내고 우리 몸에 막힌 기혈들을 모두 풀어 주기 때문이다. 그 결과, 우리의 몸과 마음은 높은 파동을 유지할 수 있게 되고 따라서 내 앞에 펼쳐지는 현실 역시 높고 행복한 파동으로 나타나게 되는 것이다.

눈에 보이는 것과
보이지 않는 것

    세상에는 눈에 보이는 것과 보이지 않는 것이 있다. 사람들은 흔히 눈에 보이는 것만을 중심으로 생각하고 행동한다. 눈에 보이지 않는 것에 대해서는 잘 알지 못하거나 쉽게 간과하게 된다. 하지만 자세히 관찰해 보면 눈에 보이지 않는 것이 더 중요하게 작용한다. 눈에 보이지 않는 생각과 느낌이 우리의 믿음을 형성하고 그 믿음에 의해 눈앞의 현실이 펼쳐진다. 마음이 현실을 창조하는 것이다.

    눈에 보이지 않는 것 중에 대표적인 것이 생명에너지이다. 동양에서는 기氣, 에테르, 생명에너지 등 여러 가지로 불리지만 우리 육체의 내면에는 마음이 있고 마음은 생명에너지라는 파동으로

이루어져 있다. 결국 내 마음에 높은 파동의 생명에너지를 끌어올
것이냐 아니면 낮은 파동에 머물 것이냐가 문제인 것이다.

마음 에너지에 대한
이해

인생은 매 순간 수행이다. 기쁠 때나 슬플 때나, 좋은 환경을 만났을 때나 혹독한 환경을 만났을 때나 혹은 어려움에 처했을 때나 모두 수행하는 자세로 임하는 것이 답이다. 혹독한 환경이나 어려움을 우리에게 주는 이유도 이를 통해 내 마음의 때를 벗겨 본성을 만나고 완전함을 회복하라는 하늘의 깊은 뜻과 사랑이 전제되어 있음을 알아야 한다.

마음의 본성

마음에는 두 가지가 있는데, 본성과 때 묻은 마음이다. 우리 마음의 깊은 본성은 고요함과 평화, 기쁨과 순수함이다.

그런데 우리는 살아오면서 본성 위에 다양한 형태의 때를 묻히며 살아왔다. 다양한 형태의 서러움과 외로움, 불안감과 억울함, 두려움과 공포 등이 다양한 경험 속에서 기억과 함께 감정의 느낌으로 저장되어 있다. 그때의 기억을 떠올리면 그때의 부정적 느낌이 함께 올라오는 것이다. 내 마음속 잠재의식에 저장된 이러한 부정적 경험 정보들을 어떻게 지울 것인가? 어떻게 하면 효과적으로 그 감정의 때들을 지워 내 마음의 청정한 본성을 회복할 것인가?

여기에서 주목하고자 하는 것은 마음의 파동과 송과체 각성이다.

마음의 파동

그런데 한 가지 알아야 할 것은 이러한 감정의 때들은 영원하지 않다는 것이다. 현재 당하는 사람에게는 리얼하지만 이것들은 원래 고정된 실체가 없다. 마치 뜬구름처럼 고정되어 있지 않으며, 결국 변하는 성질을 가지고 있는 것이다. 또한 이들 역시 파동으로 이루어져 있어서 플러스에는 마이너스로, 마이너스에는 플러스로 상쇄의 법칙을 적용해 주면 소멸된다. 가령, 어렸을 때 슬프고 혹독했던 기억으로 감정체가 뭉쳐져 있다면 기쁘고 따스했던 기억을 되살려 보는 것이다. 사랑과 행복의 기운을 회상하면서 아팠던 감정에 충분한 따스함과 햇살을 비춰 주는 것이다.

이러한 사례는 도스토예프스키의 자전적 소설,『농부 마레이 Peasant Marei』에도 잘 나타나 있다. 잘 알려진 것처럼, 도스토예프스키는 젊은 날 시베리아 유배지에서 가혹한 형벌을 살면서 혹독하고 처절한 경험을 하였다. 그의 유명한 작품,『죄와 벌』역시 그때 느꼈던 그의 단절과 불행을 극화하여 자아의 회복으로 승화시킨 이야기이다.

『농부 마레이』에는 도스토예프스키가 어떻게 가혹한 환경 속에서 온전한 마음을 유지할 수 있었는지에 대해 잘 묘사되어 있다. 그는 함께 생활했던 죄수들의 추악함과 혐오감 속에서 마음이 점점 더 황폐해져 갔는데, 어린 시절의 행복했던 추억에 잠기며 이를 극복하는 장면이 나오는 것이다. 여기서 화자 '나'는 도스토예프스키이다.

내가 아홉 살 되던 해 8월이었다. 나는 모스크바 집을 떠나 가족들과 함께 시골 영지에서 여름을 보내던 중이었다. 나는 혼자 산속을 걷고 있었다. 자작나무 향기와 새들의 노랫소리가 나를 즐겁게 하던 순간 갑자기 정적을 가르며 고함 소리가 들려왔다.

"늑대다!"

나는 비명을 지르며 멀리서 밭을 갈고 있는 농부 쪽으로 달려갔다. 기골이 장대하고 갈색 턱수염을 덥수룩하게 기른 쉰 살가량의 농부였다. 그는 마레이라는 이름의 우리 집 농노였다. 그는 하얗게 질려 바들바들 떠는 나를 안심시켜 줬다. 그는 흙에 껴서 손톱이 새카매진 손으로 내 입술을 매만져 줬고 내 볼을 쓰다듬어 줬다. 그는 나를 지켜보며 내가 뒤돌아볼 때마다 어머니와도 같은 미소를 지으며 고개를 끄덕여 줬다. 나는 집에 무사히 도착해 그에게 손을 흔들어 줬다. 그도 나에게 손을 흔들었다. 얼마 후 나는 이 일을 잊어버렸다. 그런데 이십 년이나 지난 지금 그의 모습이 불현듯 떠오른 것이다.[6]

가엾은 농노의 그 어머니같이 부드러운 미소가, 그리고 그가 성호를 긋던 모습이, 머리를 흔들던 모습이 떠올랐다. '저런, 단단히 놀랐구나, 애야!' 떨리는 내 입술을 조심스럽게 만지던 그의 두툼한, 흙 묻은 손은 특히 선연하게 떠올랐다. 하지만 그 호젓한 만남 속에는 전혀 다른 무엇인가가 있었다. 설령 내가 그의 친아들이었다 하더라도 그는 그처럼 사랑의 빛으로 충만한 시선을 나에게 보낼 수 없었을 것이다. 하지만 오로지 신만은 이 일자무식 농노의 가슴을 채우고 있는 깊고도 고상한 인간의 감정을, 그리고 섬세하고 여성스럽기까지

한 그 부드러운 마음을 저 높은 곳에서 보고 있었을 것이다.[7]

극중의 화자, 토스토예프스키는 다음과 같이 회상한다. 이 회상의 순간 이후 모든 것이 변했다. 나는 다른 눈으로 감방 안의 농부 죄수들을 보기 시작했다. 그들은 여전히 짐승 같은 인간들이지만 동시에 불행한 인간이기도 했다. 나는 그들에게서 농부 마레이의 모습을 보기 시작했다. 나는 짐승이 아닌 사람을 보기 시작했다. 그러고 나서 침상에서 내려와 주변을 둘러봤을 때 갑자기 내가 이 불행한 인간들을 전혀 다른 시선으로 볼 수 있게 되었다. 나의 모든 적의와 분노가 내 가슴속에서 마치 기적처럼 사라져 버렸던 것이다.[8]

이처럼, 그가 강조한 것은 시선의 변화다. 마레이의 모습과 죄수들의 모습이 중첩되면서 화자는 죄수들을 '다르게' 보기 시작한다. 그들에게도 마레이의 온유와 친절과 따스함이 단 한 방울이라도 있을지 모른다는 생각을 한다. 그들이 얼마나 불행한 인간들인가 하고 생각하게 된 것이다. 그게 전부다.[9]

자, 지금까지 우리는 육체, 마음, 본성 등에 대해서 이야기했다. 세상은 파동으로 이루어져 있고, 보이지 않는 파동이 보이는 입자에 결정적 영향을 준다.

나는 왜 불안하고 우울할까?

특히 우리 육체도 입자로 보이지만, 그 안에 들어가면 결국은 파동이다. 따라서 파동을 이해해야만 건강과 행복을 구현할 수 있다.

한편 육체를 둘러싸고 있는 마음은 육신보다 훨씬 큰 개념인데 마음 역시 파동으로 이루어져 있다. 마음은 자유롭고 풍요로운 본성적 파동과 그 흐름을 방해하는 작은 에고들로 이루어져 있는데, 본성적 파동은 주파수(진동수)가 매우 높아 매력적이며 사람들을 끄는 힘을 가지고 있다. 본성적 파동에 가깝게 다가가는 사람은 건강, 기쁨, 자유, 풍요 등을 누릴 수 있다.[10]

본성적 파동에 다가갈수록 고요하고 맑아진다. 고요하고 맑아지면 알아차림이 늘어난다. 알아차리면 깨어 있게 되고, 깨어 있으면 밝아진다. 더 깊은 의심 속에서 "이게 뭐지?" 혹은 "나는 누구인가?"와 같은 화두를 찾아 들어가면 성성적적惺惺寂寂하게 된다. 고요함 속에서 깨어 있음이 깊어지는 것이다.

본서의 집필모형:
주장의 구조

자, 그렇다면 우리는 마음의 에고들을 벗겨 높은 파동을 구현해야 하는데 어떻게 하면 이것이 가능하게 될까? 어떻게 하면 본성을 회복할 수 있을까? 어떻게 하면 불안하고 우울하고 무기력한 파동에서 벗어나 행복하고 기쁘고 활력 넘치는 파동의 삶을 살 수 있을까?

이것이 바로 본서에서 다루고자 하는 주제이다.

우리는 특히 송과체에 대해 주목하고자 한다. 그리고 그것을 각성시키는 자율진동법과 뇌파진동법에 대해 소개하고자 한다. 우리 두뇌의 송과체를 각성하면 본성을 발견할 수 있는데, 우리의 본성에는 완전한 정보가 들어 있어 우리를 완전한 길로 안내해 준다. 그러기 위해서는 송과체를 각성하기까지 우리 몸의 에너지 센터를 열고 활성화시키는 수행을 해야 한다. 이러한 몸의 수행, 마음의 수행, 본성의 각성, 그리고 여기에 도달하기 위한 방법론에 대해서 한번 알아보기로 하자. 그 결과는 자유, 기쁨, 건강, 풍요, 행복의 길로 우리를 안내해 줄 것이다.

마음은 현실을 비추는 거울이다. 느낌과 생각이 믿음을 만들고, 어떤 믿음을 가지고 세상을 대하는가가 그대의 운명을 바꾼다. 이러한 생각과 판단을 전제로 완전한 본성의 파동에 이르는 길을 도표로 정리하면 〈그림 1〉과 같다.

<그림1> 본서의 집필모형: 주장의 구조

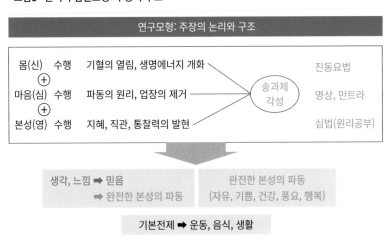

몸, 마음, 본성:
원리의 중요성

우리의 공부는 몸, 마음, 본성을 모두 함께 닦는 것이다. 그리하여 몸身, 마음心, 본성靈이 모두 정화되어 함께 빛으로 맑고 밝게 합일하는 것이다.

영은 본래가 밝은 빛이고 생명 그 자체이지만, 우리의 몸과 마음에는 삶 속에서 묻은 고정 관념과 부정적 기억들이 묻어 있어 정화시켜야 한다. 운동, 음식, 생활 습관 등을 통해 몸을 단련시키고 정화하며, 마음공부를 통해 부정적 에너지들을 모두 정화해야 하는 것이다.

우리는 다차원적인 존재이다. 육체적 몸이 있지만 에테르체, 아스트랄체, 멘탈체 등과 같은 파동에너지 또한 몸에 이어져 있다.

즉, 우리 몸은 보이지 않는 전자기 에너지장(생체광자들의 빛·주파수 패턴)으로 둘러싸여 있는 것이다. 육체적 몸은 살flesh로 이루어져 있어 생물적, 화학적 반응(호르몬, 조직, 화학물질, 세포)을 하지만, 이를 감싸고 있는 전자기 에너지장들은 파동에너지wave-energy로 이루어져 있어 전기, 자기적 반응(빛, 전기, 자기, 파동에너지)을 한다.

가령, 가슴 차크라는 심장에 근거를 두고 있지만, 생명의 근원 에너지와 동심원적으로 연결되어 있다. 심장은 전자기장의 발생 원천이자 통합장과의 연결 통로이다. 생명의 근원이라는 더 큰 전자기장과 연결되어 있는 것이다. 또한 심장은 아래쪽 세 에너지 센터들(이 세상에서 살아가는 우리의 몸(생존)과 관계한다)과 위쪽 세 에너지 센터들(이 세상에서 살아가는 우리의 정신(영혼)과 관계한다)의 연결점이다. 따라서 우리가 심장의 일관성(심장의 일관되고 안정된 박동에서 시작된다)을 갖게 되면 두뇌의 뇌파 역시 일관성과 동조성을 띠게 된다. 심장의 일관성은 기쁨, 환희, 감사, 감탄, 감격, 자유, 사랑과 같은 고양된 감정들을 계발, 수행, 유지할 때 얻을 수 있다.[11]

송과체는 두뇌 내부에 존재하지만, 신성(본성)을 담고 있어 우주적 정보와 파동으로 연결되어 있다. 송과체가 활성화될수록 더 깨어 있는 존재가 되고, 우주적 정보를 좀 더 원활하게 수신할 수 있다. 직관과 통찰력이 더욱 발달하는 것이다. 한편, 마음이 알아차림으로 가득차고 깨어 있을 때 우리의 송과체는 활성화된다. 또한 고양된 감정을 더 자주 가질수록 에너지는 고양되고 그 결과 송과 체는 활성화된다.

마음이 맑고 고요하게 깨어 있을수록 그리고 기쁘고 긍정적인 감정들로 고양될수록 파동은 고조된다. 파동이 고조된다는 것은 에너지가 증가한다는 의미이다(파장은 짧아지고 주파수는 높고 진동수는 빨라진다). 에너지가 증가하면 파동은 훨씬 더 질서 정연해지며 일관성과 동조성을 띄게 된다. 그렇게 되면, 가슴 차크라는 열리고 송과체는 더욱 활성화되는 것이다.

마음이 깨어 있다는 의미는 개체의식을 넘어섰다는 것이다. 내 몸 전체를 통으로 무심히 바라보는 전체의식을 통해 우리는 깨어 있는 상태를 유지할 수 있다. "이게 뭐지?" 혹은 "나는 누구인가?" 라는 질문을 수시로 자기에게 던져 보라. 무심히 자신의 몸 전체를 통으로 바라보며 던져 보라. 하던 일을 멈추고(혹은 멈추지도 말고) 자신의 주의를 아무것도 아닌 텅 빈 곳emptyness으로 환원시켜 보라.

우리는 밖으로 나올 때 분리되지만 내면에서는 통합된다. 우리는 밖으로 나올 때 개체이지만, 내면에서는 분리가 없다. 개체는 입자이지만 내면은 파동이며 전체이다. 개체와 분리는 대립이지만, 파동과 통합은 합일과 치유이다. 내면의 무경계無經界속에서 우리는 치유와 합일과 창조의 길을 걷는다.

우리 의식이 특정 시간, 장소, 사물, 대상, 일, 사람에 머물지 않을 때 우리는 초의식超意識에 들어갈 수 있다. 그곳은 아무 시간도 아니며, 아무 장소도 아니며, 아무 사물도 아니며, 아무 대상도 아니며, 아무 일도 아니며, 아무 사람도 아닌 순수의식이다. 그곳, 순수의식의 텅 빈 공간에서 이름도, 나이도, 생각도, 대상도 초월할 때 그대는 진정 고요와 안식과 평화를 얻는다. 그곳은 과거도 아니며, 미래도 아니며 오로지 현재로만 존재한다. 이때 우리의 마음은 평안에 들어가며 직관이 활발해지며 창조가 가능해진다.[12]

양자과학자들은 이러한 모든 이원성을 초월한 근원자리를 영점장zero-point field, 통일장unification field, 양자장quantum consciousness field이라고 부른다.[13]

우리의 의식이 깨어 있으면 마음은 맑고 고요하다. 고요하면서 확장된다. 텅 빈 가운데 알아차림으로 존재하는 상태이다. 이때 우리의 전두엽pre-frontal lobe과 송과체pineal gland는 활성화되며, 뇌의 파동은 일관성과 동조성을 띠게 된다(깨어 있는 초의식 파동은 감마파의 형태이다. 파장은 짧고 주파수는 높고 진동수는 빠른 파동이며, 전체적으로 일관성과 동조

전기는 전하^{電荷, electric charge}를 띠며, 자기는 자하^{磁荷, magnetic} charge를 띤다.

전하^{電荷}는 방향성(의도 또는 생각)을 나타내며, 자하^{磁荷}는 고양된 느낌(감정)과 같은 에너지를 담고 있다. 따라서 긍정적인 방향성(의도, 생각)과 고양된 느낌(기쁨, 환희, 감사, 감탄)이 결합되면 꿈이 이루어지는 것이다.

주의^{attention, 의도}를 두는 곳으로 에너지가 흐른다. 긍정적인 목표(꿈)를 염원하고 그릴 때, 그리고 그것이 이루어졌을 때의 기쁨과 환희와 같은 고양된 느낌을 더 자주 떠올린다면 꿈은 더 빨리 현실로 나타나게 될 것이다.

깊은 명상 속에서 우리는 마음의 근원을 만난다. 그 마음의 근원을 본성이라고 한다. 본성은 지혜, 직관, 통찰력의 보고^{寶庫}인데, 이러한 본성에 이르게 해 주는 마음의 근본 원리에 관한 공부를 본성 공부라고 한다.

이론과 원리는 매우 중요하다. 이것은 마지막 종착역까지의 로드맵^{roadmap, navigation}을 제공하므로 끝까지 흔들리지 않게 해 준다. 이와 함께 닦아 주는 것이 알아차림과 호흡법인데, 내 몸 전체를 통으로 무심히 바라보는 전체의식을 통해 우리는 깨어 있는 상태를 유지할 수 있다. 이론(원리)에 대한 깊은 이해와 믿음이 필요하다. 이론(원리)에 대해 정통하면 에너지 자력磁力이 강해질 것이다.

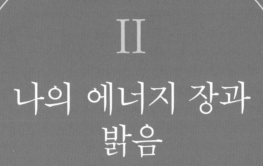

II
나의 에너지 장과 밝음

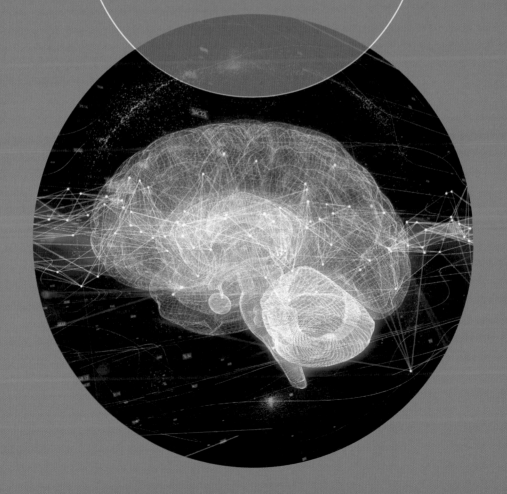

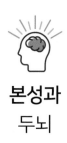

본성과
두뇌

　마음의 본성이 주인이고 두뇌는 매개 역할을 하는 하드웨어이다. 나의 진정한 주체는 마음이며, 마음은 파동으로 이루어져 있다. 나는 육신에 갇힌 좁은 존재가 아니라 무한하고 완전한 존재이다. 이처럼 마음을 무한한 텅 빔, 순수하고 완전한 존재로 인식할 때, 본성으로부터 무한한 지혜와 직관, 아이디어와 통찰력들이 쏟아져 나온다.

　마음의 본성은 완전무결한데 '산 삶의 기억된 일체'인 나의 잘못된 파동들이 '관념'으로 작용하여 나의 본성을 덮고 있다. 경험에 묻은 왜곡된 느낌과 기억들이 마음의 '때'로 작용하여 나의 잠재의식과 성격을 규정하기에 고통이 생기는 것이다.

이 모든 기억들과 감정의 때들을 벗겨 내면 나의 완전한 본성은 그 고유한 빛을 드러낸다. 그대가 그 찬란한 빛, 그 고유의 빛나는 광휘를 만나게 될 때, 그대의 청정한 본성은 태초부터 한 번도 때 묻은 적이 없었던 순수한 빛이요 입자요 파동이었음을 알게 된다. 비유하자면, 하나의 순수하고 투명한 거울 그 자체였음을 알게 된다. 그 거울은 원래부터 투명해서 때 묻거나 오염될 수 없는 존재의 실상이었다. 짓고 부수고, 고통받고 고통을 준 것은 그 투명한 바탕 위에 실재한다고 믿었던 나의 왜곡된 그림자들이었을 뿐, 그 바탕과 거울 자체에는 원래부터 아무 일도 일어나지 않았다.

이곳에 들어가려면 나의 현재의식을 잠재우고 잠재의식으로 들어가야 한다. 생각의 뇌인 신피질을 잠재우고 감각의 뇌인 구피질을 깨우는 것이다. 진동요법이나 몸 수련을 통해 나의 잡雜 생각을 잠재우고 나의 감각의 뇌를 깨운다. 현재의식은 생각의 뇌(좌뇌)이니, 생각을 쉬게 함으로써 감각의 뇌(우뇌)를 깨우는 것을 지감知感 수련이라고 한다. 그것은 빠른 비트의 진동이나 운동요법을 통해 가능하다. 감각기관의 깨어 있음을 수련하는 것이다.

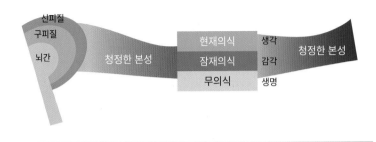

<그림 2> 두뇌의 구조: 신피질, 구피질, 뇌간[15]

    잠재의식에서 조금만 더 들어가면 무의식이다. 구피질을 넘어 뇌간으로 들어가는 것이다. 그곳에서 우리는 생명에너지, 청정한 본성을 만난다.

    진동과 운동 혹은 절 수련을 통해 먼저 중단전과 하단전을 튼튼하게 해야 한다. 이론이나 원리공부 혹은 명상을 통해 상단전을 급하게 열려고 시도해도 소용없다. 부작용만 나타나 고통이 가중될 뿐이다. 중단전이 열려야 행복호르몬이 나와 진정한 감사와 기쁨을 알게 되며, 하단전이 열려야 생체리듬호르몬이 나와 자율신경이 강화되며 튼튼해진다.

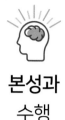

본성과
수행

이처럼 우리 마음과 존재의 실상은 완전무결한 존재이다. 그건 마치 텅 빈 무한한 공간의 빛나는 광휘와도 같은 것이다. 순수하게 빛나는 입자들의 물결과도 같고, 무한한 우주 공간의 빛나는 파동들과도 같은 것이다. 그 빛나는 순수함과 완전함, 텅 빔과 충만함, 열린 의식, 깨어 있음과 알아차림이 내 마음의 본성이다.

이처럼 나의 본성은 무한하고 완전한 파동이며 지혜와 통찰력의 원천이니, 이러한 마음의 본성에 대해 깨어 있는 것이 수행이다. 수행은 1) 감각 깨우기, 2) 유연해지기, 3) 정화하기, 4) 통합하기, 5) 하나 되기(주인 되기)의 과정을 거친다. 1) 감각 깨우기와 2) 유연해지기는 주로 몸 공부에 해당하며, 기혈순환을 부드럽게 하는 것이다. 3) 정화하기는 마음공부에 해당하는데, 마음의 정화는 주로 구피질의 잠재의식을 정화하는 것이다. 여기서 더 나아가면 뇌간의 무의식으로 들어가 본성과 하나 될 수 있다.

다섯 단계로 적어 놓으니 긴 것 같지만 치열하게 공부하는 자에게는 한순간에 올 수 있다. 중요한 것은 에너지의 흐름이다. 다시 돌아가지 못할 정도의 에너지 흐름이다. 몸, 세포, 에너지 장, 정회, 본성의 행로를 겪으면서 몸, 마음, 영혼이 하나로 통합될 때가 오는 것이다.

감각, 느낌, 열림 속에서 알아차림은 증진되며, 알아차림이 증진됨에 따라 맑고 고요하고 평화로워진다. 깨어 있게 되는 것이다. 맑고 순수함, 텅 빈 인식 속에서 지혜와 자비가 밝아지는 것이다.

밝아지면 통하게 되어 있으니, 내려놓고 쉬어라. 그리고 본성을 직시하라. 이것을 수행이라고 한다.

마음,
분리될 수 없는 전체

마음은 분리될 수 없는 전체이다. 생명에서 나온 생명은 큰 생명
과 분리될 수 없다. 우리의 본성은 전체와 분리되지 않는다. 다만,
환영이다. 착각이고 그동안 살아왔던 관념의 경로 의존성이다.

우리가 육신이 나라는 환영에서 벗어나서 전체가 내 마음이라
는 자각이 생길 때 우리의 본성은 힘을 발휘한다. 그때 비로소 본
성은 몸과 마음에서 오는 부정적 느낌과 감각에서 벗어나 자신의
청정함과 순수함을 드러낸다. 그것은 광활함, 무한함, 완전함에서
오는 텅 빈 광휘이다.

그 광활함과 완전함에서 오는 광휘 속에서 우리 마음도 존재에

서 오는 깊은 희열을 느끼며 의식적으로 성장하게 된다.

마음,
느낌-생각의 작용

마음은 "산 삶의 기억된 일체"이다.[16] 그리고 이것은 느낌과 생각의 과정으로 진행된다. 바깥 사물을 대할 때 느낌이 먼저 일어나고 그다음 생각과 의지, 행동이 뒤따른다. 그래서 육신을 중심으로 감정 공간, 생각 공간 등으로 마음의 영역은 펼쳐져 있다.

느낌과 생각을 합쳐서 믿음이라고 한다. 믿음을 어떻게 갖고 관리하느냐에 따라 사람의 운명은 바뀐다. 동일한 사물을 보더라도 긍정적 믿음으로 적극적으로 행동하는 사람이 있고 부정적 믿음으로 소극적인 사람이 있다. 평소 수행을 해서 마음의 본성에 접속한 사람은 자신의 본성 마음과 믿음이 금강석처럼 단단하다. 그리고 본성에너지는 맑고 높은 에너지로 진동하는 상태이다.

<그림 3> 무한한 빛의 공간: 마음의 본성 상태

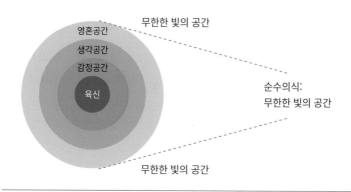

무한한 빛의 공간: 마음의 본성 상태(순수의식)

영혼공간
생각공간
감정공간
육신

무한한 빛의 공간

순수의식:
무한한 빛의 공간

무한한 빛의 공간

*김상운,《왓칭2》, 182쪽에서 수정 인용

　평소에 수행, 운동, 원리 공부를 규칙적으로 하는 사람은 자신의 몸과 마음을 정갈하게 관리한다. 규칙적인 수행을 통해 잡념과 부정적 감정이 안 올라오니 마음은 늘 맑고 광활하게 텅 비어 있다. 이때의 마음은 순수의식 상태이며, 본성 상태이다. 이런 사람은 에너지의 흐름을 알며 자신의 마음을 넓고 순수하게 사용한다. 따라서 인식지평은 고요하고 순수하며 텅 빈 공간으로 확장되어 있다. 마음의 에너지 장은 넓고 광활하게 확장된 상태이며, 마음은 깨어 있어 높은 주파수의 에너지 상태이다. 수평적으로는 텅 빈 광활함이며 수직적으로는 깨어 있다.

II

나의 에너지 장과 밝음

잡념이나 부정적 감정은 불현듯 올라온다. 괜찮다가도 어떤 상황에 직면하면 갑자기 무너지기도 한다. 불안, 초조, 두려움이 올라오는 것이다. 그런데 이 모든 상황이 내가 통제할 수 있는 수준으로 말끔히 정리될 수 있을까?

잡념은 거짓 자아에서 나온다. 분별심이고 집착심이다. 비교하는 마음이고 생멸심이다. 잡념의 반대는 참다운 생각이다. 본성자아에서 나오는 긍정적이고 진취적 생각이다. 청정심이고 진여심이다. 본성에서 올라오는 참 마음이다.

핵심은 잡념이 안 올라오게 하는 것이다. 규칙적 수행을 통해 그런 상태로 만들어 놓는 것이다.

진동요법은 빠른 비트의 진동으로 하는 것이 효과적이다. 빠른 비트의 진동은 우리 몸의 장기와 복부를 이완시키고 풀어준다. 우리 배꼽 주변에는 소화, 순환, 호흡, 면역기관이 모여 있다. 우리 하단전의 장기와 복부들이 풀리고 활성화되면 잡념이 사라진다. 불안 초조와 같은 부정적이고 우울한 감정들도 사라진다. 몸이 이완되면서 호흡이 깊어지고, 호흡이 깊어지면서 본성이 드러나는 것이다.

나의 에너지 장이 바뀌면서 개운開運이 되며, 나의 주변을 좋은 기운으로 끌어당기게 된다. 나의 몸과 마음, 정신은 맑고 높은 에너지 상태가 된다. 주변이 밝아지며 좋은 사람들이 모인다. 따라서 일도 잘 풀리게 된다.

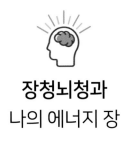

장청뇌청과
나의 에너지 장

장청뇌청腸淸腦淸.

장이 맑으면 뇌도 맑아진다.

불안 초조와 같은 우울증은 장기 문제에서 생긴다. 번뇌 망상과 같은 잡다한 생각 역시 그러하다. 장이 맑아지면 뇌도 맑아진다.

장腸은 제2의 뇌라고 부른다.[17] 장 건강은 체온 유지, 깊은 호흡과 관련이 있다. 배꼽 주변에는 소화, 순환, 호흡, 면역신경들이 모여 있으며 다양한 신경전달물질들이 분비된다. 세로토닌과 같은 행복호르몬은 90% 이상이 장에서 분비된다.

몸이 이완되고 호흡이 깊어지면 장腸이 조금씩 아래로 내려가기 시작한다. 하지만 배꼽 주변이 굳어 있어 장腸이 충분히 내려가지 못한다. 대장大腸이 아래로 내려가야 횡격막이 내려갈 수 있고 그래야 폐 공간이 넓어져서 수행이 깊어질 텐데 대장이 좀처럼 아래로 내려가지 못하게 막고 있다. 그것을 대맥帶脈이라고 하는데, 수행자들은 이를 금강석처럼 단단하여 쉽게 뚫지 못한다고 하여 '금강철벽'이라고 부른다. 가스가 차는 음식은 피하고 항산화 성분이 많이 함유된 음식을 먹으면서 진동요법을 통해 온몸을 이완시키면서 기혈순환을 강화시켜 주어야 한다.

하단전이 없다면 중단전과 상단전도 없다. 하단전이 충분히 활성화되어 있지 않다면 중단전과 상단전은 큰 의미가 없다. 복부에 있는 장기만 충분히 풀리고 활성화되어도 호흡은 깊어지고, 잡념과 부정적 감정은 올라오지 않는다. 불안, 초조, 우울감은 사라지고, 행복한 기분과 만족감, 활력은 고조된다.

이러한 과정들을 거쳐 힘겨운 싸움을 잘 이겨 낸다면 불국정토가 가깝게 보일 것이다.[18] 마음이 고요해지면 몸이 이완되고, 몸이 이완되면 호흡이 깊어지고, 호흡이 깊어지면 대맥도 뚫게 된다.[19]

평소에 우리는 긴장되거나 스트레스를 받으면 장腸이 딱딱하게 굳어진다. 장이 굳으면 호흡이 깊어지지 않는다. 하지만 장이 부드럽게 이완되어 기능이 활성화되면 충만한 기분과 만족감, 의욕이 상승한다. 이에 따라 자신의 에너지 장場도 긍정적으로 변하게 되는 것이다.

나의 에너지 장과 개운開運: 진동요법

나의 에너지 장은 평소 내 생활습관만 보아도 알 수 있다.[20] 내 몸도 내 마음이 만든 것이다. 가장 근원적인 해결방법은 스스로 에너지 장을 바꾸는 것이다. 에너지 장이 바뀌면 개운開運이 된다.[21]

에너지 장을 바꾸는 방법은 다양하지만 그중 가장 직접적인 방법은 진동요법을 통해 스스로 에너지 장을 바꾸는 것이다. 진동을 통해 뇌간을 자극하는 것이다. 과도한 신피질을 안정시키고 뇌간으로 깊이 들어가게 되면 억눌렸던 본성이 회복되고 완전한 이완과 자유 속에서 본연의 생명력이 진동한다.

우리는 평소 현대 생활에서 오는 과도한 스트레스와 압박으로 인해 대뇌 신피질이 과다하게 작동되고 있다. 신피질은 우리 뇌의 가장 바깥쪽에서 이성을 담당하는데, 생각이나 번뇌 등 잡다한 생각들은 신피질을 과도하게 작동시키는 것이다. 신피질의 과도한 작용은 생명력의 주체인 뇌간의 활동을 억압시키게 되는데, 이에 따라 우리의 본연적 생명력과 본성의 활동이 억제되는 것이다.

하지만 진동요법을 통해 과도했던 신피질이 안정되면 생명력을 담당하는 뇌간이 활발하게 작동되기 시작한다.[22] 그렇게 되면 뇌간에서 호르몬과 자율신경을 활성화시켜 신체 곳곳에 부족한 것을 보내는 등 자연치유와 함께 생명 본연의 힘이 발휘된다. 예컨대, 멜라토닌이라는 생체리듬호르몬을 하단전으로 보내 주고, 세라토닌이라는 행복호르몬은 중단전으로 보내 줌으로써 생명력을 충만하게 해 준다.

신체뿐만이 아니다. 감정도 분출된다. 그동안 내 마음 안에 쌓였던 슬픔과 비탄, 원망과 분노, 패배와 불행, 열등의식 등 심층 속에 잠재되었던 모든 피로와 부정적 감정을 털어 낼 수 있게 된다. 이때 우리 몸 안에 잠재되어 있는 놀라운 생명력이 발현됨으로써 막혔던 기혈이 순환되고 에너지 장이 바뀌게 된다. 이를 송과체 활성화라고 한다.[23] 평소 과도한 이성 때문에 억눌렸던 본성을 회복함으로써 아기와 같은 원초적인 상태로 돌아가 완전한 이완과 자유, 그리고 생명력을 되찾을 수 있는 것이다. 잠재능력과 초능력, 지혜와 직관까지도 진동을 통해 일깨워진다.

　이러한 뇌간과 송과체의 활성화는 본성의 각성으로까지 이어진다. 본성이 각성되면 의식이 확장된다. 몸과 의식의 흐름에 대해 예민하게 깨어 있게 된다. 빛, 소리, 파동에 예민하게 깨어 있다. 몸의 파동이 올라가며 면역력이 강화되고, 자가 치유력이 생긴다. 마음의 파동이 올라가며 주변에 사람이 모인다. 일의 흐름이 명확하게 파악된다. 본성으로부터 나오는 지혜, 직관력, 통찰력이 극대화된다.

　송과체가 각성되면 집중력이 높아지면서 짧은 시간에도 효과적으로 일을 성취하는 경험이 늘어난다. 자신의 삶의 과정을 점검하여 스스로 계획하고 문제를 해결하는 메타인지meta-cognition가 발달한다.[24] 주변 환경을 새로운 환경으로 바라보며 창조적으로 사고하고 삶을 자기 주도적으로 이끌어 나가게 된다.

나의 에너지 장과 밝음

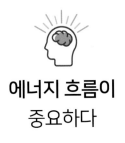

에너지 흐름이
중요하다

　몸과 마음을 둘러싼 에너지의 흐름이 중요하다. 우리는 의외로 나약한 존재여서 초기 조건의 미세한 변화에도 쉽게 무너질 수 있는 존재이다. 여기서 초기 조건이란 내 몸의 미세한 변화, 두려움, 불안감만 와도 나의 에너지 흐름은 막히거나 무너진다는 뜻이다. 다양한 체험을 통해 이를 몸소 깨달으며, 이를 극복해 가는 종합적 시도가 필요하다. 말하자면 우리가 먹는 음식, 생활습관, 사고방식, 수행 등 모든 것이 자신의 정화와 관련되어 있다. 지극한 믿음을 가지고 자신을 정화시켜 간다는 자세를 가져야 한다. 그러한 자세로 노력할 때　밝음이 찾아오고 주변에 밝음을 나눌 수 있게 될 것이다.

　에너지 흐름이란 인간과 대자연의 연결고리를 의미한다. 나와 대자연은 끊임없이 순환하며 연결되어 있다. 외부와의 흐름이 막힌다면 원인도 모른 채 일은 잘 풀리지 않을 것이다.

　인도의 성자, 라마나 마하리쉬는 이를 아베삼avesam이라고 불렀다.[25] 힘force, 에너지energy, 중심core 그리고 조류current와 흐름stream 이라는 뜻인데, '나는 누구인가?'라는 근원적 질문을 통해 내 몸과 마음을 정화하면 순수하고 맑은 에너지 흐름 속에 들어갈 수 있게 될 것이다. 이런 과정을 거쳐 에너지 장이 바뀌게 된다. 그리고 개운開運하게 된다.

세포 호흡과
에너지 흐름

나이가 들어가면서 세포는 굳고 뭉친다. 특별한 병이나 다친 적도 없는데 몸 이곳저곳에서 위험신호가 온다. 혈관의 탄력성은 떨어져 노화의 속도는 빨라진다. 혈관이 병들면 혈액의 흐름이 둔화되어 어혈이 생긴다. 어혈은 심장으로 가는 혈관을 막아 생명을 위협한다. 이는 곧 치명적인 심장병으로 이어진다.

깊은 호흡과 수행을 통해 모세혈관은 활성화된다. 하지만 모세혈관을 통해 산소가 충분히 공급되지 못하면 세포가 죽어 뭉치는데, 이들이 쌓여서 어혈瘀血이 되고 기혈순환을 막는 것이다.[26] 이들은 뱃살 주변에 적積이 되어 쌓이기도 하고 가슴 주변에 엉켜 중단전을 막기도 한다. 이들은 다시 깊은 호흡을 막고 산소 공급을 막아 악순환은 가속화된다. 가령, 스트레스를 받으면 순간 호흡은 위축된다. 외부에서 충격을 받아도 우리의 호흡은 움츠러든다. 탐심을 내거나 화를 낼 때도 마찬가지이다. 두려움이 생겨도 호흡은 위축된다. 호흡이 위축되면 세포의 기능은 저하된다. 투입—산출 비율input-output ratio로 설명할 수 있는데, 수행이나 수련을 통해 기혈순환의 속도가 더 빠르거나 강하게 되면 세포의 정화, 재생, 활성화는 긍정적이다. 그렇지 않다면 퇴행일로를 걷게 되는 것이다.

세상사의 스트레스에 굴복할 것인가 아니면 치열한 수행을 통해 거슬러 뚫고 나갈 것인가?

에너지 흐름이 중요하다고 했는데, 기혈순환이 에너지 장場의 핵심이고, 에너지 장이 바뀔 때 개운開運이 온다. 세포진동과 뇌파진동, 세포호흡과 기혈순환을 통해 에너지 흐름을 강화해야 한다.

나의 에너지 장과 밝음

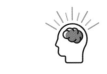

통증의 카타르시스와
주일무적

우리는 혼자만 사는 것이 아니다. 미시적으로는 아주 작은 미생물들과 공존하고, 거시적으로는 우주 시스템과 공생하고 있다. 대자연의 거대한 순환과 엄숙한 진리를 생각한다면 얼마나 겸허해지는가? 지금 이 순간 존재하는 것만으로도 얼마나 행복하고 감사한 일인가?

동양철학으로서의 성리학은 "우주의 이법理法에 대한 형이상학을 제시한다."[27] 우주의 본성과 소명, 생명과 사물들의 본성과 그들 사이의 유대를 짚어 준다. 하지만, 인간은 우주로부터 부여받은 그 특별한 위상에도 불구하고 그 의미를 종종 망각하고 왜곡하는 습성을 가지고 있다. 즉, 인간은 "자연을 감응하고 지각할 수 있는 유일하고도 가장 영묘한 존재"[28]임에도 불구하고, 종종 개체에 매몰되어 본연의 성품을 망각하게 된다. 기질을 단련하여 본성이 드러나게 해야 한다.

한나 아렌트H. Anrendt가 말한 것처럼, "내성內聖의 명상적 삶vita contemplativa"[29]과 "내면적 자각을 통해 수양한다면 우리는 본성을 깨달을 수 있다. 아울러, 자신이 할 일을 하는 데서 오는 삶의 기쁨으로 가득 찰 수 있게 될 것이다."[30] 아니면, 일자 샌드I. Sand가 말한 것처럼, "무위無爲의 시간을 주기적으로 가져라. 모든 에너지를 내부에 집중시키고, 어떤 인풋도 흡수하지 말고, 받아들인 인풋이 내면에서 분류되고 자리 잡게 하라. 그 시간에 아무 것도 하지 않고 있는 것처럼 느껴질지 모르지만, 더 깊고 은밀한 내면에서는 많은 일이 일어나고 있다. 나중에 당신은 새로운 에너지로 가득 찬 자신을 느낄 수 있을 것이다."[31]

수양의 기초는 몸과 마음이다. 자신에게 가장 가까운 것이 몸과 마음이니 몸과 마음은 자신의 전부인 것이다. 자신에게 구비된 우주의 소명과 가치를 실현할 수 있도록 몸과 마음을 단련하는 것이 수양이다. 따라서 수양이란 몸과 마음이 변화하는 데 궁극적인 목적이 있다. 몸과 마음의 변화를 통해 하늘의 뜻에 부합하는 본성을 체득하고 그 뜻과 가치를 쉼 없이 실천하는 것이다. 모든 수양

II

나의 에너지 장과 밝음

의 으뜸은 "마음을 고요하게 만드는 것인데, 마음을 고요하게 만드는 데는 경敬 혹은 주일무적主一無適만한 것이 없다."[32]

주일무적主一無適이란 하나를 주主로 하는 것인데, "마음속에 하나를 주主로 삼으면 공경심이 가득 차게 되고mindfulness[33]", "나는 하나라는 통일감과 일체감 속에서 마음의 분열이나 몸과 마음의 괴리가 없어지는 것이다."[34] 비로소 우주의 본성과 하나가 될 수 있는 것이다.

그렇게 되면 미발未發, 미감未感의 상태에서도 마음은 늘 살아 있음을 알게 될 것이다. 옛 어른들은 생각과 감정이 발생하기 이전의 상태를 미발, 미감이라 불렀는데, 이러한 "미발과 미감을 불구하고 사람의 마음은 항상 살아 움직이고 있다. 사물에 두루 퍼져서 다함이 없으며, 어느 한곳에 정체되지 않는 것이다."[35] 상성성常惺惺, 소소영영昭昭靈靈하다. 늘 또렷하고 또렷하다. 밝고도 밝고, 또 광활하여 그 어디에도 걸림이 없는 것이다.

깨달음:
존심과 수양

마음의 본성은 원래가 텅 비어 있다. 마음을 텅 비게 하여 항상 천리天理가 작동하는 마음의 상태를 참나 혹은 존심存心의 상태라고 할 수 있다. 천리天理는 한마디로 요약하여 인仁이며, 이는 사랑이라 할 수 있다. 또한 태도로 보면 경敬이며, 이는 고요함과 평화로움이다.[36]

마음은 활발하여 언제나 살아 있다. 마음이 고요하여 텅 비어 있되 비추며 살아 있는 상태가 공적영지空寂靈知의 상태이며, 허령지각虛靈知覺의 상태이다. 밝은 거울은 모든 만물을 비추듯이, 우리의 마음도 오는 대로 비출 뿐이다. 이러한 마음의 상태를 편의상 제1차 동심원이라고 불러 보자.[37]

나의 에너지 장과 밝음

마음의 핵심 코어, 제1차 동심원에서 한 발 더 밖으로 나가면 마음에는 온갖 번뇌와 망념 등이 끼게 된다. 생각知, 감정情, 의지意 등이 작동되면서 심해지면 외부의 욕망들에 사로잡히는 병통들이 등장하게 된다. 제1차 동심원의 상태를 잃어버리게 되는 것이다. 이를 에고의 상태 혹은 제2차 동심원의 세계라고 부를 수 있겠다.

옛 어른들은 마음이 존심에 머물지 않고 밖으로 나가 칠정七情이 올라올 때 이러한 욕망들을 잘 다스리고 제어하는 훈련을 수양이라고 하였다. 경敬 혹은 주일무적主一無適을 통해 외부 욕망이나 바깥 현상에 주의를 빼앗기지 않고 늘 마음을 안으로 돌려 내면의 경敬에다 중심을 두고자 했다. 마음속에 경敬을 두고 하나에 주主하는 것이 있으면 마음은 가득 차게 되고, 그것은 곧 청정함을 의미한다. 마음의 본성이 텅 비어 활발하게 살아 있게 되는 것이다.

인생을 살아가면서 경과 주일무적의 수양이 잘 되어 있는 사람은 마음의 에너지가 매우 높은 상태이다. 마음은 고요하여 적연부동寂然不動하되 에너지 파동은 매우 높은 상태인 것이다.

두 가지 공부:
개체 공부와 본성 공부

공부에는 두 가지 접근법이 있다. 몸과 마음을 중심으로 수양해 가는 공부인 개체 공부와 마음의 본성을 바로 직관하고 거기에 머물면서 몸과 마음을 보림保任해 가는 본성 공부가 있다.

불교에서 말하는 본성은 텅 비어 있다. 그리고 지금 이 순간 전체를 통으로 관觀하여 살아 있다. 텅 비어 있고 활발하게 지금 이 순간 살아 있는 마음의 본성을 바로 보고 깨달아 돈오頓悟하라고 말한다. 돈오하여 깨달았으면 그 자리를 알아차리고 그 자리에 머물러야 한다. 그리고 또다시 방황하지 말아야 한다. 이것을 본성 공부라고 하며, 옛 어른들은 직하무심直下無心, 언하대오言下大悟라는 말을 써서 이 자리를 직관적으로 바로 깨쳐 주려고 애썼다.

유교적 수양 방법은 몸과 마음을 중심으로 접근해 가는 개체 공부이다. 이는 이해하기가 쉽고 상식에 바로 와닿는다는 것이 장점이다. 하지만, 이러한 방법이 갖는 단 하나의 한계가 있으니 몸과 마음을 부지런히 수양하고 내면을 닦아 나가다 보면 본성을 깨칠 날이 올 것이라는 식의 접근법이다. 그리고 그 본성이라는 게 따로 있는 것이 아니라 우주의 원리요, 소명이나 가치라는 것이다. 그리하여 우주가 내게 명하는 바를 바르게 알아 독실하게 실행하며 어진 삶[仁]을 실천하는 것이 바로 우주의 본성이라고 주장한다. 그러나 그것은 불교의 돈오頓悟에서 말하는 '깨달음으로서의 본성' 자리와는 너무나도 다른 이야기이다.

선도수행이나 단전호흡 등 도교 역시도 개체 공부이다. 자신의 몸과 마음을 중심으로 하단전, 중단전, 상단전을 골고루 열고 기혈氣穴과 에너지 센터를 개운하여 활성화시키면 삶이 좀 더 편안해지고 행복해진다고 보는 것이다. 그리고 점차 본성 자리에 가까워지게 된다. 말하자면 개체 중심의 공부에서 시작해서 본성을 찾아가는 방법이다. 복부와 하단전, 중단전과 가슴, 상단전과 백회를 열고, 그 과정에서 마음의 뿌리에서 일어나는 무의식적 감정을 무심하게 통으로 관찰하는 왓칭WATCHING 등의 방법을 통해 하루하루 수행해 가는 것도 좋은 방법이긴 하다. 말하자면 점수돈오의 방법이다. 하지만 그 어떤 스승이나 멘토가 있어 우리 마음의 본래 자리, 그 본래 진면목의 본성 자리를 깨쳐 주지 않는다면, 혼자서 그 자리를 찾아가기는 실로 어려운 일이 될 것이다.

그렇다면, 본서의 접근법은 무엇인가?

본서는 양자의 병행 접근이 필요하다고 본다. 한편으로는 몸의 하단전, 중단전, 상단전의 기운을 개운開運시키는 방법을 통해 몸과 마음을 수행해 나가면서, 다른 한편 본성을 각성시켜 주어야 한다. 그것은 BOTTOM-UP(개체공부)와 TOP-DOWN(본성공부) 방식의 병행을 의미한다.

그렇게 되면, 본성을 깨닫고도 몸의 기혈들이 완전히 열리지 않는 폐단은 없을 것이며, 반대로 몸의 기혈은 모두 활성화되었지만 본성에 대한 깨달음은 아직 오지 않은 것과 같은 어색한 일도 발생하지 않게 된다. 돈오頓悟했다면서 몸의 세 가지 단전들과 일곱 가지 에너지 센터가 모두 개화된다는 것이 뭘 의미하는지를 모르는 것도 이상한 일이지만, 몸의 단전과 에너지 센터들이 모두 열리고도 아직 본성에 대한 깨달음覺性이 완전하지 못했다면 그 또한 안타까운 일이 아닐 수 없다.

두 가지 공부법의 비교:
개체 공부 vs 본성 공부

몸과 마음을 천지 속에서 오려내듯이 분간하여 존심과 함양을 통해 키워 나가는 개체공부와 애당초 그런 구분은 허상이니 오온 개공五蘊皆空의 관점에서 무상, 고, 무아의 연기법으로 풀어 나가는 본성공부는 어느 것이 더 수승할까?

전자가 유교수양이라면, 후자는 불교수행에 해당한다. 이 둘은 애당초 그 전제와 출발이 다르며 따라서 관점이 서로 다르다. 하지만 둘의 공부가 서로 배치되는 것은 아니다.

몸과 마음을 독립된 인격체로 규정하고 욕망과 기질을 다스려 본성을 닮아 가려는 개체공부 역시 궁극에 가면 청정한 본성과 합일하게 된다. 청정한 본성은 원래가 공하며 텅 비어 있으니 일체의 유위법有爲法과 작위作爲가 처음부터 발붙일 틈이 없다고 보는 본성공부 역시 돈오頓悟하고 나서 자신의 습기를 다스리는 보림保任의 과정을 점수漸修하지 않는다면 그 역시 오만과 편견에 머물 수밖에 없을 것이다. 그리하여 이 둘은 서로 만나고 공유하는 지점이 존재한다. 따라서 어느 것이 더 낫다, 못하다로 평가할 수는 없고, 인연에 따라, 그리고 처한 맥락과 상황에 따라 공부가 달라지는 것으로 이해해야 한다.

두 가지 공부 방법을 자세히 살펴보면 결국 같은 진리를 다른 관점에서 비추고 있다는 것을 알 수 있다. 유교적 개체 공부는 아래에서 위를 바라보며 닦아 가는 수양이다BOTTOM-UP. 반면 불교적 본성 공부는 위에서 아래를 내려 보듯이 전체를 조망하는 수행이다TOP-DOWN. 따라서 이 둘의 방법을 병행하면 더욱 효과적이다. 청정한 본성의 밝고 광활한 기준과 몸과 마음의 수양 기준은 서로 보완될 수 있다. 가령, 청정한 본성은 맑고 텅 비어 큰 허공처럼 광활함을 늘 가슴속에 인지하되, 일이 발생하기 전에는 내면의 경敬과 주일무적主一無寂에 머물고, 일이 발생하여 사람과 사물을 응대할 때에는 늘 인의예지仁義禮知의 정신을 되새겨 항상 사랑과 지혜와 공평무사함을 다한다면 금상첨화일 것이다. 특히 이 후자의 개체공부는 하루아침에 완성되는 게 아니므로 몸과 마음을 닦

나의 에너지 장과 밝음

아 한 발 한 발 완성시켜 나가는 자세가 매우 중요할 것이다.

한편 말은 이렇게 쉽게 했지만, 개체공부는 주의해야 할 점이 있다. 아래에서 위로 올라갈 때 길이 많다는 점이다. 길이 많으니 좋기도 하겠지만, 샛길도 많아 중간에 길을 잃기도 쉽다. 먼저 길을 걸어 본 사람의 안내가 필요하다. 그리고 개체공부는 본성공부를 통해 잡아 주어야 한다.

줄탁동시啐啄同時라고 했던가. 밖에서 쪼아 주고 안에서 밀면 더욱 효과적일 것이다.

두 가지 공부법의 지향점:
우주의 본체에 합일하기

그렇다면, 두 가지 공부의 지향점은 무엇인가? 그것은 결국 사람이 대자연의 원리를 닮아 가는 것이다. 대자연을 천지라고 하고, 사람을 인이라고 할 때, 인이 천지의 기운을 닮아 천지인이 하나로 어우러지는 것을 말한다. 소우주인 내가 사심私心과 사욕私慾을 버리고 심신을 맑고 밝게 하여 대자연과 하나가 되는 것을 말한다. 그리하여 대우주의 공심公心과 공욕公慾으로 변화되어 가는 것이다.

대자연의 원리, 그것을 서양에서는 로고스logos라고 부르고, 동양에서는 도道라고 불렀다. 변하지 않는 엄격한 우주의 법칙을 말하는 것이다. "우주 대자연에서 일어나는 모든 삼라만상의 현상들은 일정한 법칙을 따라 움직이는데, 그러한 변화를 가능케 만드는 그 본체를 도道"[38] 혹은 역易이라고 불렀다. 그런데 이러한 도의 작용을 일으키는 매개체가 있는데, 그러한 근본 에너지를 기氣라고 불렀다. 기는 생명에너지라고도 부르는데, 선천기先와 후천기氣가 있다. 전자는 "태어날 때 부모로부터 받은 훼손 안 된 본래의 원기元氣와 정기精氣를 말하며, 후자는 태어난 이후 숨을 쉬고 음식을 섭취하고 활동을 해서 얻어지는 기운"[39]을 말한다. 따라서 "사람이 수련을 한다는 것은 본래 부모로부터 받은 선천기가 생을 살면서 훼손된 것을 수련을 통해 후천적으로 다시 채워 선천기先를 회복하는 것"[40]을 말하는 것이다. 또한 "점차 나의 체내기의 진동수를 높여 우주기와 상통되도록 하는 것"[41]을 말한다. 말하자면 소우주인 내 몸의 진동수를 높여서 온몸의 기혈을 열고, 더 나아가 3개의 단전과 7개의 차크라(에너지 센터)를 모두 열어서 우주 본래의 기운과 상호 소통되도록 만드는 것이다. 그리하여 적적성성寂寂惺惺한 상태로 나아가게 한다. 적적寂寂은 지극히 고요한 것을 의미하고, 성성惺惺은 정신이 또렷하여 살아 있다는 것을 의미한다.

무심한 경지의 고요함 속에서 정신을 단전에 모으되 또렷하게 정신이 맑게 살아 있는 상태를 유지한다. 음과 양의 기운이 계속 생하고 모이도록 하여 흩어짐이 없도록 하면意守丹田, 정신은 고요한 가운데 영원히 살아 있게 되는 것이다.[42]

눈에 보이지 않는 공부:
지식과 지혜

눈에 보이는 공부가 있는가 하면 눈에 보이지 않는 공부가 있다. 바로 지식과 지혜이다.

보통 우리는 눈에 보이는 것에만 비중을 두는 경향이 있지만, 사실은 눈에 보이지 않는 공부가 우리를 완성시킨다.

고대 철학자 에픽테토스를 예로 들어 보자. 그는 "할 수 있는 것과 할 수 없는 것"을 구분하라고 했다. 자신이 할 수 없는 것들에 대해서는 생각하지도 말고 자신이 할 수 있는 것에서 최선의 노력을 다하라고 했다. 그는 노예로 태어나 가난하고 신분은 비천했지만 결코 권력이나 부, 명성 등의 노예가 되지 않았다. 그는 자신이

나의 에너지 장과 밝음

할 수 있는 것, 즉 "더 현명해지기, 욕심 내려놓기, 남에게 더 친절해지기, 절제하기, 마음이 고요해지기, 우주의 지혜와 하나 되기" 등을 통해 마음의 모든 집착을 내려놓고 평정심을 완성했다. 그리고 스토아 철학을 완성한 스승이자 철학자가 되었다.

그는 또한 고요하기와 집중하기를 공부했다. 마음의 산란함을 없애고 고요함 속에서 알아차림과 깨어 있음을 공부했다. 세상사의 무상함 속에서 깊이 묻고 사유하기를 계속했다. 그리고 마침내 본성의 밝아짐을 터득했다.

이처럼 우리가 마음의 알아차림과 깨어 있음을 통해 더 밝아지기를 배우고, 고요함과 집중 속에 더 깊이 묻고 사유하기를 배운다면, 그리고 더 나아가 우리의 삶 속에서 무상함을 관찰하고 무상함에서 오는 지혜를 배운다면, 우리의 마음은 친절과 사랑, 순수와 자비심으로 가득 차게 될 것이다.

몸과 마음의 공부:
개체 나와 전체 나

몸과 마음은 따로 분리된 것이 아니라 긴밀하게 연결되어 있다. 우리의 몸과 마음이 어떠한 방식으로 상호 영향을 주고받는지 그 관계와 의미를 파악해 보면 우리의 직관력, 예지력, 창의력은 증진될 수 있다.[43] 이를 위해 여기서는 몸속의 마음, 마음속의 몸, 마음속의 마음으로 나누어서 살펴보기로 하자.

첫째, 몸속의 마음이다.

이는 몸속에 마음이 갇힌 경우이다(〈그림 4〉의 왼쪽). 마음이 무한한 공간에 넓게 펼쳐져 있는지를 모르는 경우이며, 대표적 예로는 중독을 들 수 있다. 술이나 담배, 혹은 생활습관을 바꾸려는 많은

<그림 4> 몸과 마음의 관계: 개체 나와 전체 나

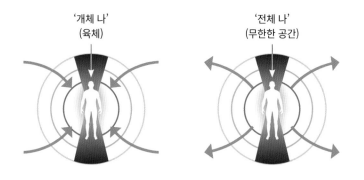

몸과 마음의 관계: 개체 나와 전체 나

내가 시야를 좁히면 '개체 나'로 작아지고, 내가 시야를 무한히 넓히면 '전체 나'로 커진다.

'개체 나'
(육체)

'전체 나'
(무한한 공간)

*김상운, 『왓칭2』, 190쪽에서 인용

사람들이 '이젠 끊어야지,' '매일 운동을 해야지' 하고 결심을 하지만 몸의 관성에 넘어가 실패하는 경우가 많다. 술을 적게 마시고 담배를 끊어야겠다고 매일 다짐을 하지만 내 의지와는 상관없이 몸에서는 끊임없이 술과 담배를 갈구하는 것이다. 몸의 욕구가 마음의 움직임을 지배하고 있는 것이다. 이런 경우는 내 행동을 변화시키겠다는 강한 의지만으로는 부족하며, 행동을 변화시킬 수 있는 일정한 생활 패턴을 만들어 규칙적으로 실천할 수밖에 없는 환경을 만들어야 한다.[44] 가령, 주변 친구들에게 선언을 함으로써 자신의 행동을 구속시키는 것도 한 방법이다. 수련 동호회를 만들어서 안 나갈 수 없게 만드는 것도 같은 이치이다.

둘째, 마음속의 몸이다.

이는 마음속에 몸이 있음을 알고 있지만(〈그림 4〉의 오른쪽), 아직 다음 단계의 마음속의 참 마음인 본성 단계에 완벽히 가지 못한 단계이다. 가령, 마음이 편안하고 규칙적인 수련이 잘 실천되다가도 경제석 어려움이 생기거나 말 못 할 고민 등이 생겨서 마음에 부정적인 감정이 올라오는 경우이다. 이 경우에는 현재 상황을 있는 그대로 바라보는 왓칭WATCHING을 통해 자기 자신을 관찰하는 수행을 해야 한다. 또한, 불교의 참선이나 관법 수행을 통해 현재 상황에 집중하여 내 마음에서 일어나는 생각과 감정을 관찰하게 된다면 문제 상황을 객관적으로 바라봄으로써 문제해결의 실마리를 찾을 수 있는 것이다.[45]

셋째, 마음속의 마음이다.

이는 위 그림의 오른쪽이 완벽하게 실현된 경우이다. 마음속의 참된 본성을 완전하게 회복한 경우로서 몸의 안락함이나 개인적인 이득, 감정에 치우치지 않고 오로지 순수한 마음으로 덕을 베푸는 것을 말한다. 유교의 성인이나 불교의 보살과 같은 존재로서 육체적인 고통과 쾌락을 초월하여 나와 남의 구분이 없어지고 자애로운 마음을 펴게 된다. 몸의 단련, 마음의 수행을 게을리하지 않으면서 대승 보살과 같은 실천행을 계속해 나간다. 이는 마음의 참된 본성이 원래 텅 빈 광활함과 순수의식임을 알고 참나 상태에 들어 "정지正知, 정판正判, 정행正行" 속에서 실천하는 게 일상화된 경우이다. 이러한 마음 상태에서는 분노, 갈등, 슬픔이나 괴로움과 같은 번민에 사로잡혀 일을 그르치는 일은 없게 된다. 일이 뜻대로 되지 않아도 평온함을 유지하며 다만 때를 기다리고 자신이 할 수 있는 일을 묵묵히 한다.

노자의 도덕경에는 이러한 경지를 빗대어 다음과 같은 구절이 나온다.

> "큰 원한은 구차하게 화해하여도 반드시 마음속에 남는다. 그것이 어찌 선이 될 수 있겠는가. 그런 까닭에 성인은 요구하는 자에게는 다 준다. 그리고 남을 책망하지 않는다. 처음부터 원한이 생기지 않는다. 하늘의 도는 사사로운 편견이 없고 항상 선인의 편에 있다."[46]

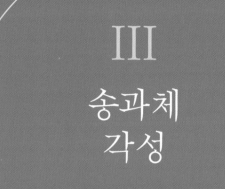

III

송과체
각성

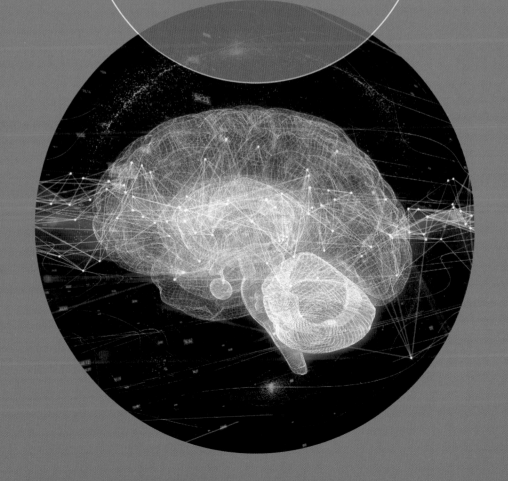

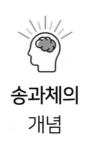

송과체의
개념

17세기 철학자 데카르트는 송과체가 영혼이 위치하는 장소라고 보았다. 그 외에도 송과체는 동서고금을 막론하고 많은 관심을 받아 왔는데, 최근에 와서는 송과체의 중요성이 현대의학에 의해 상당 부분 밝혀지고 있다.

송과체는 해부학적으로, 뇌의 정중선에 있는 뇌실 뒤에 위치하며, 두 개의 대뇌반구 사이에 위치하고 있다. 뇌의 중앙에 위치하지만, 재미있게도 혈관 뇌 장벽 바깥에 위치하여 있어, 송과체로부터 분비되는 호르몬은 직접 혈류로 들어가게 된다.

송과체pineal gland란 이름은, 이 기관의 모양이 솔방울pinecone, Latin

송과체 각성

pinea을 닮았다는 것에서 유래한다. 성인의 송과체는 길이가 0.8cm 정도, 무게는 약 0.2g 정도이다. 고대 그리스나 로마의 교황 그리고 많은 종교단체에서 인간의 정신을 완성하는 것으로 솔방울을 닮은 송과체를 형상화하여 종교적 상징물로도 사용한 데서도 알 수 있듯이, 이 송과체는 동서고금을 막론하고 매우 신비스러운 영체로 이해되어 왔다.

송과체가 제3의 눈 또는 마음의 눈이라고 일컬어지는 이유는 우리 육신의 두 눈이 빛을 통해 반사되는 사물을 인식하는 것처럼, 송과체는 영적인 눈을 통해 물질세계 이면의 영적 세계를 볼 수 있기 때문이다. 송과체를 본격적으로 활성화하여 제3의 눈을 열면 우리 마음도 세속의 욕망이나 집착에 휘둘리지 않고 영적 세계를 통해 오는 깊은 희열과 기쁨을 통해 크게 성장하게 된다.

그렇다면, 이처럼 중요한 역할을 하는 송과체라는 기관의 의학적 기능을 먼저 한번 살펴보기로 하자.

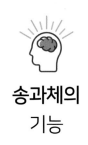

송과체의
기능

송과체는 척추동물에서 발견되는 내분비샘인데, 멜라토닌과 세로토닌의 공급을 담당한다. 멜라토닌은 호르몬의 한 종류로, 우선 필수 아미노산인 트립토판으로부터 세로토닌이 합성되며, 멜라토닌은 다시 이 세로토닌으로부터 생성된다.

먼저, 멜라토닌은 24시간 주기리듬의 조절에 중요한 역할을 한다. 24시간 주기리듬은, 빛과 어둠의 자연적 주기와 연동하는 생물학적 활성의 24시간 주기를 의미한다. 우리 몸에 내재한 생체시계라고 생각할 수 있다. 밤이면 송과체로부터 멜라토닌 분비가 높아져 자연스럽게 졸음이 밀려오고, 아침이면 빛에 의해 멜라토닌 분비가 줄어들어, 눈이 떠지는 몸의 자연스러운 작용을 가능하게 만드는 호르몬이다. 이렇게 자연의 밤-낮의 주기와 우리 몸의 수면-각성의 사이클이 송과체가 생산하는 멜라토닌에 의해 맞물려 돌아가고 있는 것이다.

한편 세로토닌은 행복과 관련된 신경전달물질이다. 가령, 밥을 제때 먹지 못해 배가 고플 때, 혹은 스트레스를 받았을 때 공격적인 성향이 나타나는 이유는 바로 뇌 속 신경전달물질인 '세로토닌' 수치가 낮아지기 때문이다. 세로토닌 수치가 낮을 때는 감정을 주관하는 두뇌 영역인 변연계(특히 '아미그달라'로 불리는 편도체 조직)와 전두엽 부분의 소통이 잘 이뤄지지 않는 것이다. 이 실험을 통해 뇌 과학자들은 세로토닌 수치의 감소가 '화'anger와 공격성에 영향을 미친다는 것을 알게 되었다. 반면, 세로토닌이 풍부하게 분비되면 행복과 기쁨이 넘친다는 사실도 알게 되었다.

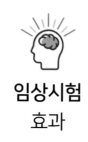

임상시험
효과

1) 멜라토닌 관련 임상시험

영국 세필드 노던 종합병원 리처드 본Richard Bourne 박사팀은 인공호흡기 사용을 멈추려는 중환자 24명을 대상으로 멜라토닌과 위약 투여에 따른 수면효과를 조사한 결과, 멜라토닌 투여 환자들이 야간에 3.5시간 수면에 든 것과 비교해 위약 투여 환자들은 2.5시간이었다. 다시 말해 멜라토닌 투여 환자들이 잠을 더 잔 것으로 나타났다는 뜻이다.

1986년 영국 서레이 대학의 애랜트 박사가 여행 목적지에 도착한 후 밤에 잠자리에 들 때마다 3~5mg의 멜라토닌을 복용하면

송과체 각성

3~4일 후에 시차증이 없어진다고 보고한 후에 최근에 시차적응 목적으로 판매되고 있다. 또한 동물을 대상으로 한 몇 가지 연구들은 멜라토닌이 암 발생을 억제하고, 수명을 연장시키는 효과가 있다는 결과도 발표되었다(GTB2005110529, GTB2005121304).

2) 세로토닌 관련 임상시험

사례 (1) 영국 캠브리지대학 연구:

세로토닌은 뇌에서 신경전달물질로 작용하는 화학물질 중 하나로, 세로토닌 수치의 감소가 공격성에 영향을 미친다는 사실은 알려져 왔다. 하지만 이 화학물질이 어떤 방식으로 실제 행동에 영향을 끼치는지, 또 공격성이 보다 더 발현되는 사람들은 왜 그런 것인지에 관해서는 이번 연구가 처음이다.

영국 캠브리지대학 행동임상신경과학연구소 연구팀은 실험을 위해서 건강한 지원자들의 세로토닌 수치를 식이요법을 통해 조절했다. 우선, 세로토닌을 고갈시키기 위해 트립토판(세로토닌을 만드는 원료)이 결핍돼 있는 아미노산 보충제를 먹였다. 그리고 위약을 지급하는 날에는 같은 양의 트립토판 보충제를 지급했다. 그 뒤 실험대상자들에게 화난 표정, 슬픈 표정, 보통 표정 등을 지닌 얼굴을 보여 준 뒤 fMRI(기능성 자기공명영상)를 이용해 그들의 두뇌가 어떻게 반응하는지를 조사했다.

그 결과, 세로토닌 수치가 낮을 때는 감정을 주관하는 두뇌 영역인 변연계('아미그달라'로 불리기도 하는 조직)와 전두엽 부분의 소통이 잘 이뤄지지 않았다. 이 실험을 통해 연구팀은 세로토닌 수치가 낮을 때는 전전두피질 부분이 '화'anger에 대해 적절히 반응하기가 힘들다는 사실을 발견하게 되었다.

연구팀은 성격검사를 통해서 공격성향을 타고난 사람들을 골라 냈는데, 이들의 뇌를 관찰한 결과, 세로토닌 수치가 낮을 땐 아미그달라[47]와 전전두피질의 커뮤니케이션이 더 약해져 있었다. 이들 두 부위의 커뮤니케이션이 약하다는 것은 즉, 전전두피질이 아미그달라에서 기인한 '화'라는 감정을 조절하는 것이 어렵다는 것을 뜻한다.

이 연구결과는 '생물학적 정신의학Biological Psychiatry' 저널에 2018년 9월 15일자로 소개됐으며 메디컬뉴스투데이가 2018년 9월 18일자로 보도했다.

사례 (2) 대만 국립대학 의학연구:
세로토닌은 기분상태, 행동, 신경병리적 질환에서의 그의 역할

송과체 각성

에 대해 집중적으로 연구되어 왔는데, 대만 보훈병원과 국립 양밍 대학교 의대팀이 대만의 5개 중학교 학생 7,900명을 대상으로 조사한 결과, 매일 두통에 시달리는 10대의 절반가량이 한 번쯤 정신질환을 앓은 적이 있으며, 심한 우울증(21%)이나 공황장애(19%)를 겪은 것으로 보고되었다. 이들 중 20%는 아주 높은 자살위험이 있는 것으로 나타났다. 그리고 마침내 이러한 편두통과 우울증, 자살 경향은 뇌 속의 세로토닌 등 신경전달물질의 감소와 연관이 있다는 사실을 밝혔다.[48]

사례 (3) 미국 버지니아 대학 연구:

미국 버지니아 대학 신경생물학 교수 리밍 박사는 알코올중독 치료를 받고 있는 275명의 DNA를 분석한 결과, 세로토닌 분비를 조절하는 유전자 변이가 폭음과 연관이 있다는 사실을 밝혔다. 그는 세로토닌이 스스로에 대한 긍정적인 정서를 유지하고 불안을 통제하는 데 절대적으로 중요한 기능을 수행하고 있다는 점을 과학적으로 밝혔다.[49]

사례 (4) 쌍생아 연구:

쌍생아 연구에서는 두 형제 중 짧은 세로토닌 전달유전자를 가진 아이는 어린 시절에 겪은 부정적인 인생사에 드라마틱하게 반응할 수 있고, 이는 성격형성에 연쇄적인 영향을 미칠 수 있음이 드러났다. 예컨대 짧은 세로토닌 전달유전자를 가진 사람은 높은 신경증 노이로제 증세를 보인 반면, 긴 세로토닌 전달유전자를 가진 다른 형제는 부정적인 인생사를 빠르게 극복하고 그 경험을 통해 어려움을 극복할 수 있다는 확신을 가지게 되었다고 한다.[50]

사례 (5) Linnoila & Virkkunen 연구:

Linnoila & Virkkunen(1992)는 살인을 저지른 36명의 남성집단을 대상으로 실시된 세로토닌, 공격성, 그리고 충동성의 관계에 대한 연구에서 낮은 세로토닌이 충동적 공격성을 유발한다는 결과를 도출하였다.

사례 (6) Raine 연구:

Raine은 PET 영상을 사용해 살인죄 피고인 41명의 포도당 신진대사를 측정했다. 같은 나이와 성별의 통제집단을 두고 연구한 결과 Raine은 살인자들의 전두엽에 장애가 있으며, 세로토닌이 전두엽에 비정상적으로 집중되어 있음을 발견했다.[51]

이처럼, 세로토닌은 행복전달물질과 관련이 있으며, 세로토닌이 부족할 경우 심각한 부정적 장애를 낳게 된다는 사실을 알 수 있다. 그 부정적 장애는 가벼운 불안, 우울, 부정적 인생사와 같은 신경병리적 질환에서부터 심각한 분노, 공격성, 충동성 등에 이르기까지 다양하다.

3) 요약 및 종합

쉽게 말해 멜라토닌은 생체리듬조절 호르몬이고, 세로토닌은 행복호르몬이다. 멜라토닌 분비가 활성화되지 못하면 불안, 초조감이나 우울증이 발생하는 한편 우리 신체의 하단전이 건강하지 못하게 된다. 하단전은 우리 신체의 건강을 담당하고 있으므로 단적으로 말해 우리 인체의 건강에 전반적으로 문제가 생긴다는 뜻이다. 또한 세로토닌 분비가 활성화되지 못하면 기쁨과 활력과 행복이 없다. 우리 신체의 중단전이 원활하지 못하게 되는 것이다. 종합하면, 송과체 기능이 활성화되지 못하면 우울하며 잠을 잘 자지 못하며 기쁨, 의욕, 행복을 온전하게 느끼지 못하게 되는 것이다. 송과체 기능이 활성화되면, "우리는 뇌 속에 작은 안테나를 하나 갖게 되고, 그것이 더 높은 주파수를 잡아낼수록 멜라토닌의 화학적 성질을 더 크게 바꾸게 된다."[52] 그 결과 우리는 기쁨, 의욕, 행복을 더욱 온전하게 느끼게 되는 것이다.[53]

자, 지금까지 송과체의 임상적 효과를 살펴보았으니, 이제는 송과체의 비밀, 즉 그의 영성적 의미에 대해서도 한번 살펴보기로 하자.

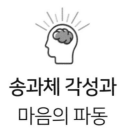

송과체 각성과
마음의 파동

송과체 각성이 키워드이다. 송과체 각성은 무의식을 정화하게 해 주는데, 이를 통해 우리는 본성을 만날 수 있다. 이것은 매우 큰 의미를 지니는데, 가장 강력한 마음의 파동은 우리의 본성으로부터 나오기 때문이다. 또한, 우리 본성에서 나오는 강력한 마음의 파동을 만날 수 있다면 마음의 평화와 함께 앞에서 말한 자유, 건강, 기쁨, 풍요, 행복을 실현할 수 있게 된다.

그렇다면, 이를 위해 두뇌의 구조와 송과체의 비밀에 대해 한번 알아보기로 하자.

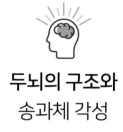

두뇌의 구조와
송과체 각성

뇌간의 맨 위에는 솔방울처럼 생긴 뇌핵이 있는데, 송과체라고 불리며, 이를 흔들어 깨우는 것이 수행에서 가장 중요하다고 할 수 있다. 뇌간의 무의식(미세망념)을 정화하는 것이 수행의 요체이기 때문이다.

\<그림 5\> 인간의 두뇌와 송과체 각성

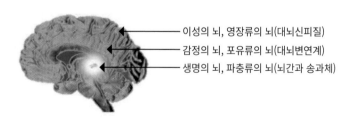

두뇌의 구조와 송과체 각성

- 이성의 뇌, 영장류의 뇌(대뇌신피질)
- 감정의 뇌, 포유류의 뇌(대뇌변연계)
- 생명의 뇌, 파충류의 뇌(뇌간과 송과체)

ⓒ BY 젠힐링

자성구자 강재이뇌自性求子 降在爾腦. 삼일신고에는 다음과 같은 구절이 나온다. "본성에서 하느님을 찾아라. 너의 뇌 골 깊숙한 곳에 이미 내려와 있느니라."라고 할 때, 그 뇌 골 깊숙한 지점은 송과체를 말한다. 말하자면 초의식(본성)을 흔들어 깨워 무의식을 정화해야 하는데, 그 과정에서 가장 중요한 역할을 하는 기관은 바로 송과체인 것이다.

송과체 각성

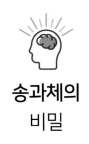

송과체의
비밀

〈그림 5〉에서 송과체를 보라.[54] 이것은 마치 우리 뇌의 중앙에 깊숙이 숨겨져 있는 비밀의 문과도 같다. 앞으로는 제3의 눈과 연결되며 위로는 백회와 연결되어 있다. 송과체松果體는 우주의 생성원리를 담고 있으며, 태극의 자리에 해당된다. 태극은 우주의 생명이 탄생된 발아점發芽點과도 같은데, 이 태극에는 천지인을 경영하는 황극皇極의 정보가 모두 담겨 있다. 우리 몸과 마음을 경영하는 모든 정보가 담겨 있는 것이다.

송과체의 비밀을 한번 알아보기로 하자.

첫째, 송과체에는 황극의 정보가 담겨 있다. 황극이란 무엇인가? 송과체는 위로는 백회를 만나고 아래로는 중단전과 하단전으로까지 척수를 통해 연결되어 있다. 백회는 우리의 혈자리가 백 개가 모여 있다고 해서 백회인데, 보통의 경우 백회는 석회화되어 닫혀있다. 하늘에서 들어오는 기운과 정보가 원활하지 못하다는 의미이다. 또한 아래로는 중단전과 하단전으로 연결되어 있는데, 송과체가 활성화되어 있지 못하면 하단전으로부터 오는 신체의 건강, 중단전으로부터 오는 마음의 행복을 온전하게 누릴 수 없다. 말하자면, 송과체는 백회라는 천天의 기운과 하단전으로부터 오는 지地의 기운을 소통시켜 천지인을 경영하는 호르몬의 왕이며, 이를 황극의 자리라고 지칭하는 것이다.

둘째, 송과체는 우주의 정보를 담고 있다. 이는 우리 척추의 끝(천골, 선골)까지 척수로 연결되어 우리 몸의 7개 차크라(에너지센터)를 모두 균형, 정상화, 회복시키는 역할을 한다.

셋째, 송과체는 생명호르몬(신경전달물질)의 왕이다. 특히 세로토닌과 멜라토닌을 통해 생체리듬과 행복호르몬을 분비함으로써 우리 몸의 건강과 활력, 행복과 생명력을 좌우한다.

넷째, 송과체는 우리 몸의 상단전에 해당하며 창조주의 자리이다. 우주의 기운(파동)과 상시 교신하는 자리이다. 우리 몸의 핵核이

송과체 각성

면서 동시에 우리의 본성과 신성을 만날 수 있는 자리인 것이다. 따라서 이 자리를 활성화시키면 우주의 긍정적이고도 상서로운 기운을 받을 수 있게 된다. 무의식을 정화시켜 주며, 동시에 영적인 건강과 풍요, 기쁨과 활력을 제공해 준다.

이처럼 우리 두뇌 속에 깊이 숨겨져 있는 송과체는 귀중한 자리이다. 하지만 문제는 안타깝게도 이 자리가 폐쇄되어 있다는 사실이다. 마음의 관념과 때가 많이 쌓여 있어 비활성화(석회화, calcification)되어 있는 것이다. 따라서 이것을 흔들어 깨우고 활성화시켜야 하는데, 과연 그 방법은 무엇일까?

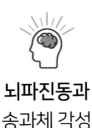

뇌파진동과
송과체 각성

가장 직접적인 방법은 선도수련의 한 형태인 자율진동과 뇌파진동이다.[55]

여기에 대해서는 다음 장에서 상세히 다루기로 하고, 여기에서는 우선 몇 가지 준비 공부를 알아보기로 하자.

우리의 삶이 무기력과 우울에서 벗어나 기쁨과 풍요로 맥동 치려면, 그리하여 변화와 발전, 행복과 진취성으로 가득 차려면 좋은 우주의 기운(파동)을 끌어당길 수 있어야 한다. 〈그림 6〉은 우리 몸의 상단전, 중단전, 하단전을 보여 주고 있다. 상단전이 활성화되면 정신이 맑고 강해지며, 중단전이 활성화되면 마음과 사랑이 충만해지며, 하단전이 활성화되면 몸의 정기가 충만해진다. 신神

뇌파진동과 송과체 각성

잠이 온다 영		에너지 상태
		신 명 불사수
식탐이 많다 혼		기 장 불사식
색을 밝힌다 백		정 충 불사색
		완성 단계

*자료: 박유경, "송과체와 무의식정화"에서 수정 인용

이 밝아져서 잠이 없어지며, 기氣가 장대해져서 식탐이 없어지고, 정精이 충만해져서 색욕이 없어진다. 정精이 충만해지면 스스로 건강하므로 다른 사람에게서 에너지를 뺏으려 하지 않는다. 또한 기氣가 장대해지면 스스로 허함이 없어 식탐이 생기지 않는다. 신 神이 밝아지면 의식이 깨어 있어 잠을 적게 자도 피곤하지 않은 것 이다.

상단전이 활성화되고 각성되면 멘탈체가 강화되어 의념이 선명 해진다. 영체의 정신 집중력이 강화되어 유인력誘引力과 끌어당김 의 힘이 강해진다. 이러한 상단전의 송과체 각성에 결정적으로 도

움이 되는 수련법이 자율진동과 뇌파진동이다.

하지만, 다른 방법도 있다. 소리진동이나 명상, 참선과 화두선으로도 가능하다. 가령 만트라 소리진동이나 참선을 통해 정신 집중이 되면 내면의 깊숙한 곳까지 미세한 리듬과 진동이 일어나게 된다. 더 깊이 들어가면 깊은 삼매 속에서 온 누리에 빛의 현존을 체험하게 된다. 이 경우 우리의 뇌파는 알파에서 세타와 델타까지 깊숙이 들어간 상태이다. 평화로운 명상 상태를 지나 송과체의 본성(초의식)에 계합된 것이다. 범아일체梵我一體 혹은 우아일체宇我一體의 경지라고 하겠다.

지금의 이 시대를 신명시대라고 한다. 신명시대는 모든 사람들이 밝은 세상으로 가기 위해 진리를 찾고 깨달음을 얻어 본성과 합일하는 시대이다. 또한 이 시대는 물질을 모으는 시대가 아니고 함께 나누고 남에게 도움을 줌으로써 더 큰 빛을 내야 하는 후천시대이다.[56] 소통과 공감의 시대인 것이다.

자, 그럼 이제부터는 실제적으로 송과체 각성[57]에 필수적인 사항에 대해서 알아보기로 하겠다. 그것은 송과체 활성화(1): 햇볕과 산소, 송과체 활성화(2): 진동수련 등의 단계로 이루어져 있다.

송과체 각성

송과체 활성화(1): 햇볕과 산소

송과체는 햇볕과 비타민D를 좋아한다. 낮에는 "햇볕을 가까이 해서 시각적으로 송과체를 자극하는 한편 밤에는 어둡게 해서 마음껏 활동하게 해야 한다."[58]

햇볕은 송과체에서 세로토닌 분비를 활성화시키고, 밤과 어둠은 송과체에서 멜라토닌 분비를 활성화시킨다.

송과체는 또한 우리 세포의 미토콘드리아의 활성화와 밀접한 관련이 있다.

사람은 해당계 인간과 미토콘드리아 우위인간이 있는데 우리는 미토콘드리아 우위의 인간이 되어야 한다. 미토콘드리아는 생명 에너지의 발전소이다.

미토콘드리아는 햇볕과 산소를 좋아한다. 가령 햇볕이 있는 텃밭에 나가 땀을 흘리면서 일한다든지 산소가 풍부한 자연에서 산책하는 것을 좋아한다. 햇볕, 산소, 자외선 등을 적절히 흡수할 때 미토콘드리아는 활성화된다. 야채나 채소를 많이 섭취하면 좋은 이유도 칼륨40에서 방출되는 전자파동이 미토콘드리아에 유리하게 작동하기 때문이다.

미토콘드리아는 스트레스를 싫어한다. 스트레스를 누가 좋아서 받겠는가라고 반문하겠지만 과도한 스트레스는 자율신경을 억압하고 미토콘드리아 활동을 억압한다.

종합하면, 송과체는 햇볕과 산소, 명상과 운동요법을 좋아한다. 이들은 내 몸의 자율신경과 미토콘드리아 활성화를 통해 생명에너지를 왕성하게 하며 활력을 증진시킨다. 면역계를 강화시켜 스트레스를 억제해 주며 몸과 마음을 맑게 정화시킨다.

송과체 활성화(2): 진동수련

이처럼 송과체 활성화는 햇볕과 산소(생활습관), 진동수련(운동요법)과 밀접한 관련이 있다. 이제 진동수련을 한번 알아보자.[59]

진동수련은 내 몸의 이완부터 시작한다. 처음 시작할 때는 평화로운 리듬의 음악과 함께 내 몸이 전체적으로 이완될 수 있도록 손과 팔 등을 털어 준다. 손의 기감을 느끼면서 운동요법을 병행한다.

처음에는 주로 앉아서 시작하나 서서 해도 무방하다. 몸을 앞

송과체 각성

뒤 좌우로 가볍게 움직여 주면서 규칙적 리듬으로 내 몸에 진동을 준다. 처음에는 다소 의식적으로 진동을 주나 나중에는 변형의식transconsciousness속에서 자발적으로 진동이 발생한다自發動功.

자율진동은 전체, 복부, 부분으로 진행된다. 부분진동은 다시 세포진동과 뇌파진동으로 미세하게 진동하면서 심화된다.

시간이 흐르면서 번뇌, 망상은 사라지고 운동에만 집중하게 된다. 음악을 좀더 빠른 비트의 음악으로 바꿔 주면서 율동을 더 빠르게 해 줘도 좋다. 베타파의 일상의식에서 낮은 단계의 알파파로 의식의 파동은 낮아진다.

마음이 변형의식transconsciousness으로 들어가면서 때론 무의식unconsciousness에서 나오는 동작이 나올 수 있다. 마음의 심층 속에 잠재된 모든 부정적 기억이나 의식을 떨쳐 낸다. 이때 동작은 앉아서 계속해도 좋고, 눕거나 서서 해도 좋다. 가급적 무의식에서 나오는 자연스러운 동작을 따라 한다. 단무檀舞라고 하는 자연스러운 흐름 속에서 기운氣運을 따라가면 된다. 기운을 따라가는 기운의 춤인 것이다. 심기혈정이라고 했다. 마음이 가는 곳에 기운이 따라가고, 그에 따라 혈기와 정기도 따라 흐른다. 마음이 기운의 주체인 것이다.

번뇌와 망상, 생각과 감정을 잠재워야 되므로 빠른 비트음악에 맞춰 서서 율동을 통해 온몸을 풀어 줘도 좋다. 어쨌든 신피질을 뚫고 구피질을 뚫고 뇌간으로 내려가야 한다. 생각과 감정을 넘어선 무심의 자리로 내려가는 것이다. 우아일체宇我一體가 되어 마음이 본성과 하나 되는 무심의 자리로 내려가는 것이다.

율려律呂가 심화되면서 동공動功이 정공靜功으로 바뀐다.[60]

그리고 곧 깊은 명상으로 이어진다. 의식은 깨어 있는 상태이다. 점점 더 평화롭고 순수한 상태로 들어가면서 세타파 이하의 초의식으로 들어간다. 평화롭고 일관되며 동조의식 상태가 깊어지면 우리의 뇌파가 일관되고 균형 잡힌 동조의식 형태의 감마파로 바뀌게 된다. 이러한 상태는 송과체의 각성 및 활성화와도 깊게 연결되어 있다(조 디스펜자, 2019: 316, 컬러그림 6A(1)).[61]

송과체 의식은 사실 깊은 명상 상태의 의식이다. 무심無心의 자리이며 무간無間의 자리이다. 나의 영혼이 하늘과 만나는 곳이며, 그 하늘은 하나에서 나와 하나로 돌아가는 우주의 근본 자리 즉 본성을 의미한다. 깊은 명상 상태에서 깨어 있는 마음으로 본성의식에서 주는 고요함과 광활함, 순수함과 평화로움에 머물러 본다. 무한하고 텅 빈 상태에서 순수한 알아차림만이 존재하는 자리이다. 초의식이며, 참 자아요, 본성의식이며 진여의 모습이다.

송과체 각성

나의 영혼은 무한하고 완전한 존재이다. 육신의 한계에 갇혀 있지 않으며 보다 광활하고 무한한 존재이다. 나의 본모습은 빛이요 소리요 파동이니 완전한 생명체이며 시공을 초월하여 움직인다. 이것이 내 영혼이자 마음의 본모습이다.

빛과 소리와 파동으로 존재한다. 가장 작은 생명체로 시공을 초월하여 움직이니 전체의 파동이며 크다 작다 개념도 사실은 떠나 있다. 그것이 영혼이면서 내 마음의 본모습이다.

자, 그럼 이제부터는 실제로 송과체를 활성화시키는 방법인 자율진동과 뇌파진동에 대해 좀 더 상세하게 알아보기로 하자. 뇌간 깊숙이 들어가 우리 영혼의 본모습을 찾는 그 원리와 방법을 알아보기로 하자.

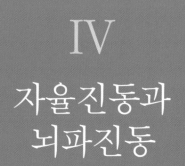

IV

자율진동과
뇌파진동

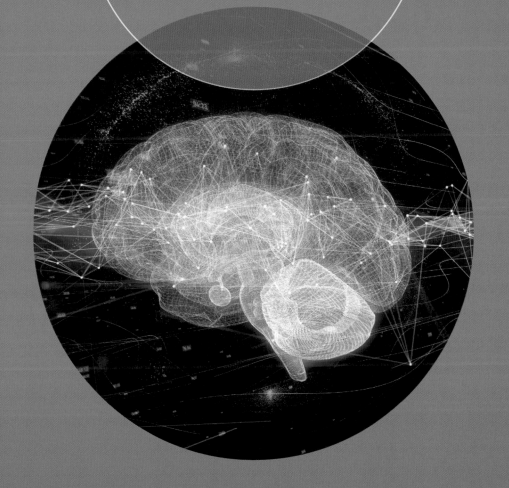

자율진동에 대한
과학적 이해

자율진동에 대한 과학적 이해가 필요하다. 자율진동은 우주의 진동원리에 대한 과학적 사실을 바탕으로 하고 있다. 개체의 세포도 진동이요 우주의 본성도 진동이다. 자율진동을 바르게 배우게 되면 올바른 진동수를 찾아가는 과정에서 자신의 마음과 육신이 모두 정화될 수 있는 것이다. 특히 자신의 7개 에너지 센터가 모두 열리게 되고, 백회가 열리며, 송과체가 활성화됨으로써 1) 생명 에너지가 강화되고 균형을 잡으며, 2) 마음과 육신이 정화되면서 무의식까지 정화되며, 3) 우주에서 오는 신호를 바르게 해석함으로써 자신의 소명을 깨달을 수 있게 된다.

또한 더 나아가 자신의 본성이 좁은 육신이 아니라 텅 빈 우주

공간처럼 광활한 빛의 파동임을 깨닫게 된다. 이에 따라 사물과 일 처리를 응대함에 있어 텅 빈 본성으로부터 올라오는 올바른 느낌과 생각을 갖게 되며, 그 결과 올바른 믿음을 가지게 됨과 더불어 말과 행동 등이 긍정적이고 자신감 있는 습관으로 형성되게 된다.

영적 에너지 센터의
활성화

우리의 몸에는 회음 차크라, 단전 차크라, 태양신경총 차크라, 가슴 차크라, 목 차크라, 미간 차크라, 두정 차크라 등 일곱 개의 차크라(영적 에너지 센터)가 존재한다. 우리 한의학적인 경혈로 치면 훨씬 더 많은데, 뭉뚱그려서 7개로 대별한다고 보면 될 것이다.

정신에너지는 강력함도 중요하지만 균형均衡이 더욱 중요하다. 가령, 제1, 2, 3 차크라의 에너지가 약한 사람은 생존 기능이 약해서 삶의 의욕이 없고 무기력하며 자존감이 바닥을 치게 되지만, 과다한 사람 역시 산만하며 너무 이기적이며 주의력 집중에 문제가 생긴다. 자존감이 강하고 왕성하게 활동하지만 과도한 이기심과 우월주의에 빠지게 된다. 열정은 좋은 것이지만 과도한 탐심貪心으

자율진동과 뇌파진동

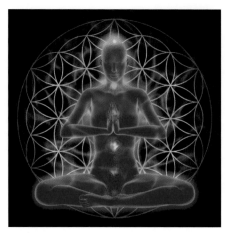

© By the 7thwindow

로 이어지게 되면 자신의 삶을 파멸로 이끈다.

　자신의 삶에 대한 인식과 통찰이 깊어지고 영성지능靈性知能이
발달하면 제4차크라 이상의 상위 차크라가 열리게 된다. 제4, 5,
6 차크라가 열리게 되면 돈이나 권력에 과도하게 집착하기보다는
주변과 조화를 이루고 삶의 의미나 가치를 추구하게 된다. 건강,
부, 행복 등 나에게 진정으로 필요한 것이 무엇인지를 알게 된다.
보이는 물질 가치에서 보이지 않는 정신 가치로 삶의 무게중심이
이동하면서 인생에 대한 깊은 안목과 통찰 속에서 나와 남을 생각
하게 된다. 세상과 공동체에 대한 의미 있는 기여 속에서 자신의

존재론적 본질을 찾아가게 되는 것이다.

　　우리 몸에 존재하는 영적 센터들이 각성되고 열리면서, 우리의 의식은 우주의식으로 점차 유연하게 확장된다. 우리의 의식은 원래 비국소성non-locality을 지니고 있다. 그리고 우주 전체와 연결되어 있는데, 우리 의식이 점차 열리면서 우주의식으로 확장되고 심화되는 과정을 거치는 것이다. 자율진동과 뇌파진동을 하게 되면 우리 몸의 세포들이 자율적으로 그리고 섬세한 고유 주파수로 진동하고 있다는 것을 발견하게 될 것이다.

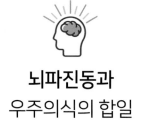

뇌파진동과
우주의식의 합일

자율진동은 처음에는 전신진동에서 복부진동으로, 부분진동에서 뇌파진동으로 전개된다.[62] 우리 몸의 세포 속에 포함되었던 잠재의식과 무의식의 찌꺼기들이 정화되면서 세포진동과 뇌파진동이 일어난다.[63]

뇌파진동은 세포진동에서 분자진동, 분자진동에서 광자진동으로 진행되는데, 이는 우리 세포 속의 진동주파수가 우주 의식의 진동주파수로 합일되는 과정을 의미한다.

세포까지는 개체의식이 존재한다. 하지만 세포 속의 미립자와 소립자 진동에까지 이르게 되면, 그동안 물질세계에 갇혀 있었던 그대의 개체의식은 입자 이전의 파동(우주의식, 전체의식)으로 확장된다. 이때 우리는 우리의 입자의 개체의식을 넘어서 파동의 에너지장에 합류할 수 있게 된다.

뇌파진동은 광자의 세계에서 빛의 파동이며, 소리의 진동으로 맥동한다. 또한 뇌파진동은 사랑과 평화, 조화와 균형의 세계로 안내한다. 그것은 그 자체로 현현顯現하는 하나의 절대적 에너지장이자, 우주의 무도舞蹈이며, 빛의 광휘光輝라고 할 수 있다.

사랑과 파동의 이 무한한 본성에너지는 가슴 센터를 중심으로 지금 이 순간에도 우리와 함께하고 있다. 인간은 창조주께서 주시는 사랑과 파동에 합일되는 영적인 존재이며, 절대 존재의 빛과 축복 속에 사랑과 지혜를 현현하는 영적인 실존이다. 인간은 빛이고 파동이고 창조적 에너지의 일부이다. 무한 창조주의 분신이며, 또한 분리될 수 없는 하나이다. 그리고 전체이다.

우리의 내면의 본성과 우주의 바탕은 본질적으로 같다. 바깥으로 높이 나아가나 안쪽으로 깊이 들어가나 모두 같다.

프랙탈Fractal, 우주의 원리! 일미진중 함시방一微塵中 含十方, 일념 즉시 무량겁一念卽時 無量劫! 우리는 깊은 명상과 뇌파진동 속에서 마침내 우리의 본성적 진리를 거듭 발견하게 되고, 우리의 의식은 진여의 바다에 합일할 수 있다.

뇌파진동과 빛의 몸:
새로운 세포의 탄생!

자율진동은 전체진동, 복부진동, 부분진동 등으로 진행되다가 진동주파수가 심화되면 뇌파진동으로 이어진다. 뇌파진동에서는 부분진동에서 세포진동으로, 세포진동에서 분자진동으로, 분자진동에서 광자진동(의식 극 미립자 진동)으로 고조된다.

이러한 영적 수행의 과정에서 송과체가 각성되고 활성화됨에 따라 의식의 진동주파수는 확장되는데, 이때 영적인 계기로 전환되는 자극이나 촉매제는 다음과 같은 것들이 있다.

◎ 생명에 대한 지극한 믿음belief
◎ 생명에 대한 헌신dedication

자율진동과 뇌파진동

◎ 마음의 정화purification

◎ 깊은 명상과 뇌파진동 혹은 만트라를 통한 빛의 진동vibration

뇌파진동을 통해 의식의 진동주파수와 육체의 세포 진동주파수가 점점 더 고조되면서 세포진동은 분자진동으로 넘어간다. 세포진동에서 분자진동, 분자진동에서 광자진동으로 넘어가면서 개체의식에서 전체의식으로 확대되며 자신의 고요하고 청정한 본성을 발견하게 된다.

의식의 변화와 함께 몸에도 변화가 오게 되는데, 우리 몸에 감추어져 있던 또 다른 형태의 영적인 통로Energy Channel가 계발되면서 광자대光子帶, Photon Belt와 빛의 몸광자체, Light Body을 발견하게 된다. 이에 따라 자신의 면역력과 건강이 활성화된다. 우주의 창조적 에너지와의 교류가 활성화되며 온몸의 경락들이 영적인 생명에너지로 충만하게 되는 것이다. 새로운 세포New Cell, 새로운 몸New Body, 새로운 삶New Life. 완성, 탄생, 창조, 가히 축복의 길이라 할 수 있다.

명상과 만트라는
뇌파과학에 기초

명상은 몸과 마음을 정화시켜 준다. 마음속에서 시끄럽게 재잘거리는 번뇌와 망상들을 고요하게 하고 내면 깊숙한 곳으로 들어갈 수 있게 해 준다. 명상은 깨어 있음이다. 세포 하나하나 깨어 있게 해 준다. 정신의 명료함 속에서 마음은 깨어나 광활하게 열리고 의식은 투명해진다.

만트라 역시 마찬가지이다. 마음속의 시끄러운 생각과 잡념들을 고요하게 하고 몸의 세포들을 깨어 있게 해 준다. 대뇌 신피질의 52개 섹터들이 하나로 통일되면서 일념으로 깨어 있게 된다.

이처럼 명상과 만트라는 대뇌 신피질에서 구피질을 넘어 뇌간

자율진동과 뇌파진동

으로 들어가게 해 준다. 뇌간의 송과체가 활성화되면서 우리의 무의식은 정화되기 시작한다. 명료한 마음으로 텅 빈 의식상태 속에서 고요함과 평화로움이 흐른다. 깨어 있는 마음으로 순수한 알아차림만이 성성惺惺한 상태이며 내외명철內外明徹에 머문다.

최근의 과학적 발견들은 고대 요가수행을 새롭게 조명하였다. 미세한 전류를 생산하는 수십억의 신경세포로 구성된 뇌는 미묘한 전자기파 혹은 뇌파를 발생시킨다. 그리고 이 뇌파는 의식의 상태에 따라 변화한다.[64]

이들 뇌파들은 EEG기계(전자 뇌파 기록)를 통해 탐지할 수 있는데, 이는 뇌파의 리듬을 포착하여 그래프에 기록한다. 이 같은 방식으

<그림 8> 명상과 만트라: 뇌파의 움직임

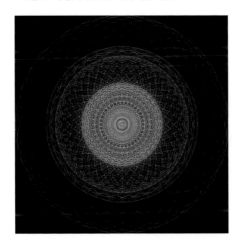

로 과학자들은 각각 다른 의식 상태에서 방출되는 여러 개의 서로 다른 형태의 뇌파를 발견하였다.

베타(BETA)파: 일상생활에서의 의식

베타BETA파는 일상생활 속에서 끊임없이 활동할 때의 의식이다. 낮에 활동하는 보통 사람들의 뇌파이며, 빠르고 불규칙한 리듬이다(초당 13 혹은 그 이상의 사이클).

알파(ALPHA)파: 주의 깊고 명민한 상태

알파ALPHA파는 조용히 주의를 집중한 상태이다. 이때는 베타BETA파와는 전혀 다른 형태의 파동이 발생한다. 리듬이 훨씬 느려지고 일정하고 규칙적이다(초당 약 8-12 사이클). 하지만 진폭이나 에너지 파동은 더욱 높다. 결코 약하거나 수동적이지는 않으며, 마음이 차분하고 균형 잡혀 있으며 주의 깊고 명민한 상태이다. 정신의 텔레파시나 창조적 영감을 경험하는 동안은 알파파가 방출된다.

아난다 마르가는 『초의식의 세계를 넘어서』라는 저서에서 명상 수행자에 대한 실험을 소개하고 있는데, 명상을 하는 동안 뇌파는 불안정한 베타리듬에서 곧바로 잔잔한 알파파로 바뀐다고 한다. 명상수행자가 계속해서 만트라에 집중하게 되면 알파파의 에너지 수준은 점점 더 증가한다고 한다. 강력하게 집중을 하거나 극도로 감정이 고조된 순간에 시간과 사건들이 흘러가는 속도가 느려지는 신기한 체험을 한 사람들도 많았다. 가령, 운동선수들은 시합의 결정적인 순간에 자기들이 마치 느린 동작의 영화를 보고 있는 것처럼 이러한 시간 감속효과를 종종 체험한다.

세타(THETA)와 델타(DELTA)파: 깊은 명상과 만트라

세타THETA파는 깊은 명상과 심오한 만트라 중에 나타나는 의식 상태이다. 깊은 명상 속에서 알파파는 더욱 더 느리고 강력한 세타리듬으로 바뀐다(초당 4-7 사이클). 이 초의식의 세타상태에서는 마치 우주의식의 바로 문 앞에 와 있는 것처럼 창조적 통찰과 내적 기쁨이 넘쳐흐른다. 깊은 삼매의 의식 상태는 보통 세타파 이하의 느릿한 파동 상태를 의미한다.

명상이 더욱 깊어질수록 뇌파는 더욱 느려져서 델타파가 된다 (초당 1-3 사이클). 이때 에너지 수준은 더욱 증가하여 내적 황홀경이 더욱 더 강렬해지다가 마침내 깨어 있는 마음은 고요함 속에서 정지하게 된다. 마치 우주의 모든 움직임이 완전히 멈춰 버린 듯하며, 움직임과 시간에 대한 모든 환상, 내부와 외부의 차이, 주시자와 대상 간의 모든 구별이 일순간에 사라져 버린다.

명상과 만트라 수행자는 깊은 명상 속에서 시공의 한계를 꿰뚫고 뇌파진동을 지속함으로써 뇌파가 더욱 느려지는데 점점 미묘한 파동으로 들어가 마침내 무한과 합일하게 된다. 이때 송과체는 완전하게 각성되고 활성화된다. 마음은 청정한 본성과 하나가 된 상태이며, 깨어 있음 속에서 내외명철內外明徹한 상태이다. 전체는 하나의 깨어 있는 의식으로 통합된다.

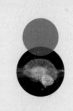

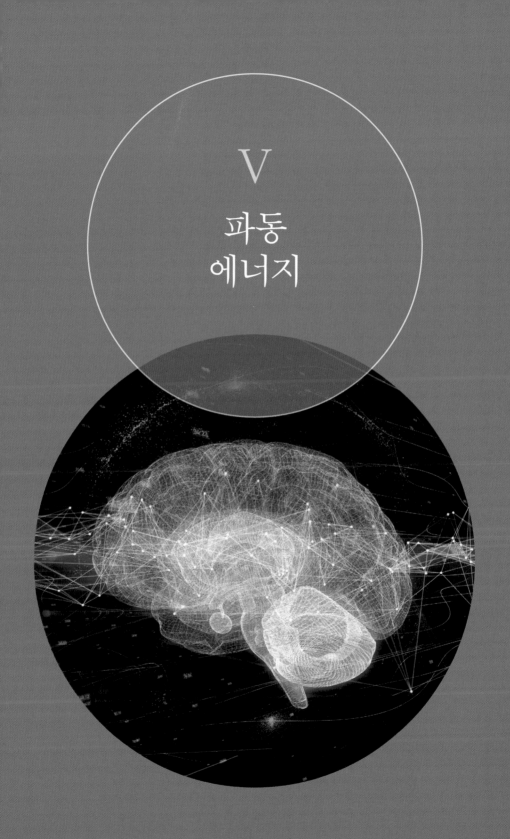

V
파동
에너지

우주는 파동,
본질은 생명에너지

뉴턴의 물리학은 우주를 구성하는 근본입자가 있는 것을 상정했다. 마치 시계가 초침, 분침, 시침으로 정교하게 맞물려 돌아가듯이, 우주 역시도 탐구해 들어가면 언젠가는 근본입자가 명백하게 밝혀질 것으로 생각했던 것이다. 이러한 뉴턴−데카르트의 기계론적 우주관은 현대물리학의 정수라고 불리는 양자 물리학에 이르러서 그 근본도식이 깨졌는데, 양자 물리학자들은 원자를 구성하고 있는 미립자와 소립자들은 파동으로 이루어졌음을 밝혔으며 그 근본은 생명에너지임이 증명되었다.

입자인가 하면 파동이고, 파동인가 하면 입자로 나타나는, 미묘한 이 극미의 미립자 세계는, 관찰자의 마음에 의해 변화된다는

파동에너지

것도 보여 주었다. 관찰자가 입자라고 생각하면 입자로 나타나고, 파동이라고 생각하면 파동으로 나타난 것이다.[65]

　인간의 마음과 바깥세상은 분리될 수 없는 하나의 연결망을 형성하고 있다는 놀라운 사실이 밝혀진 것이다. 특히 앞에서 언급한 것처럼, 내가 좁은 시야에 갇히면 육신으로 작아지고, 내가 넓은 시야를 확보하면 무한한 빛의 공간이 되어 많은 천재적 영감과 통찰력, 직관과 아이디어 등이 쏟아져 나온다. 육신에 갇히면 파동이 낮아지고, 마음이 광활한 공간을 확보하면 파동이 높아지는 것이다. 따라서 파동이 답이다.

우주는 생명에너지의 율동으로
춤추고 있다

아인슈타인의 위대한 업적 중의 하나는 입자-파동-에너지가 동일하다는 점을 보여 준 것이다. 아인슈타인은 "$E=MC^2$; $M=\mathcal{K}f$"를 우리에게 가르쳐 주었는데, 생명에너지는 질량과 빛의 속도의 제곱에 비례하고, 질량은 일정한 상수에다가 마음의 주파수(파동)를 곱한 값에 비례한다.

마음의 주파수(파동)는 자율진동과 뇌파진동을 통해 우리의 마음의 부정적 요소들을 모두 떨쳐 버리고 자율적인 리듬을 통해 송과체를 각성시킬 수 있다면 우리의 생명에너지는 최고조로 활성화될 수 있다는 것을 알려 준다.

파동에너지

$E=MC^2$; $M=\wedge f$

- 육체는 입자이고, 마음은 파동이며, 이 둘은 하나이다.
- 내 영혼이 육체에 갇혀 있다고 바라보면 비좁은 내 육체가 내 능력의 한계가 된다.
- 내 영혼이 육체 밖의 무한한 존재라고 바라보면 육체의 한계를 벗어나 무한한 능력을 갖게 된다(왓칭의 효과).
- 우주의 무도: 입자가 파동으로, 파동이 입자로, 끊임없는 에너지의 무도(舞蹈)를 보여 줌.

우주의 만상만물은 입자이면서 파동이고 그리고 그 본질적인 근원은 에너지 형태로 내재되어 있다. 육체가 입자라면, 마음은 파동이면서, 그 둘은 모두 본질적으로 같은 에너지의 표현이라고 할 수 있다. 현상계가 입자라면, 현상계 뒤에는 눈에 보이지는 않지만 존재하는 근원적인 법칙이 파동과 에너지 형태로 존재한다. 입자가 파동이며, 파동이 입자이면서, 그것은 영원히 생명에너지로 요동치고 있다. 그리고 그 우주 생명에너지의 총량은 불변이다.

우리 눈에는 현상계 바깥의 모든 사물들이 고정된 물체로 보이지만, 실은, 견고해 보이는 그 물체 내부에는 분자分子가 있고, 분자 내부에는 원자原子가 있고, 원자 내부에는 양성자와 중성자로 이루어진 원자 핵 주위를 전자가 끊임없이 돌고 있다. 다시 이러한 양자들은 퀴크와 렙톤으로 나누어지는데, 가벼운 경입자인 렙톤은 전자, 전자 중성미자, 뮤온, 뮤온 중성미자, 타우, 타우 중성미자 등의 극미립자들로 요동치고 있다(광자는 전자기파로 전자와 양전자가 부딪치는 전자기적 과정에서 나오는 복사파이다).

이처럼 우주 만상 만물은 극미한 미립자들의 파동들로 춤추고 있고, 에너지의 흐름으로 요동치고 있다.

입자가 파동으로, 파동이 입자로, 끊임없는 에너지의 유동流動 속에서, 지금 이 순간에도 우주는 서로 상호작용하는 입자와 반입자들의 고동치는 에너지의 율동으로 '우주의 무도舞蹈'를 보여 주고 있다니 상상만 해도 짜릿하지 않은가?

육체와 마음은 하나이다. 육체가 건강해야 마음도 행복할 수 있다. 그리고 마음이 편안할 때 육체도 건강하다. 육체는 입자이고, 마음은 파동이며, 이 둘은 본질적으로 생명에너지의 다른 표현이다. 하나이면서 둘이고, 둘이면서 하나이다. 따라서 입자가 약하면 파동이 건강할 수 없고, 파동이 약하면 입자가 건강할 수 없는 것이다.

하지만, 여기에서 중요한 점은 자율진동과 뇌파진동을 통해 송과체를 각성하는 것이다. 송과체 각성은 본성의 발견으로 이어지

파동에너지

는데, 본성을 발견하게 되면 나의 본질적 주체가 무한한 공간에 가득 찬 빛 입자의 파동임을 알게 된다. 즉, 나의 육신에 갇혀 좁은 느낌과 생각을 발산하는 객체로 떨어지는 것이 아니라 나의 본성으로 나와 넓은 느낌과 생각에 기초한 군건한 믿음으로 행동하는 주체가 된다.

<그림 9> 청정한 본성: 무한한 빛의 파동

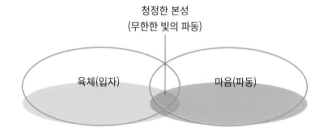

건강하고 조화로운 삶:
자율신경에 대한 과학적 이해

　사람은 누구나 건강하고 조화로운 삶을 살고 싶어 한다. 건강한 육체와 건강한 정신이 조화를 이루는 삶을 살고 싶어 한다. 육체와 정신의 건강과 조화를 위해서 우리는 우리 몸에 존재하는 자율신경을 이해해야 한다.

<그림 10> 영적건강의 목표: 육체-마음-영혼의 조화로운 삶

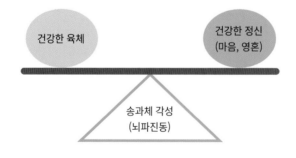

파동에너지

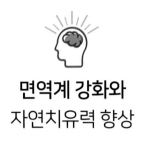

면역계 강화와
자연치유력 향상

　우리는 그동안 질병에 걸리면 주사나 의약을 투여하는 의료행위로 치료를 해 왔지만, 정신의 스트레스로 인해 생기는 대부분의 심인성 질병에 대해서는 아직까지도 무지하다. 교감신경과 부교감신경의 부조화, 주의력 결핍이나 과잉행동장애와 같은 증상뿐만 아니라 불같이 화를 내거나 성급하거나 불안하고 초조한 데서 오는 아드레날린계의 과다 분비, 스트레스와 면역계의 저하 등 심인성 질병이 날로 심각해져 가고 있는 것이다.

　불같은 화를 내거나 성급하거나 불안하고 초조한 데서 오는 아드레날린계의 독성 호르몬(부정적 차원의 신경전달물질) 과다 분비로 인한 스트레스 그리고 그로 인한 면역계의 저하에 대해서 이제 많은 노력이 기울여져야 할 때이다. 또한 반대로 맑고 밝은 고진동의 생명에너지(긍정적 차원의 신경전달물질)에 대한 흡수로 인한 면역계 강화와 자연치유력 향상을 위해서도 많은 규명이 이루어져야 할 것이다.[66]

인체本體는 206개의 크고 작은 뼈로 구성되어 있으며, 뼈와 뼈 사이의 연결은 관절(연골 또는 물렁뼈)이 해 주고 있다. 인체에 기氣가 막히면 생명의 진액津液 공급이 중단되어, 근육질이 경직되고 수분이 증발하여 신경이 압박을 받아서 통증을 느끼게 된다. 자율신경이 원활하게 돌게 되면 뼈와 뼈 사이를 연결시켜 주는 관절과 연골, 근육과 신경이 모두 강화되어 본체는 강건하게 된다고 설명한다(동의보감, 내경편).

또한, 동의보감 내경편은 인체의 생명에 대해서 다음과 같이 말하고 있다. "모든 병은 기氣가 소통되지 않아서 생기는 것이며, 통증도 기氣가 막히면 생긴다. 기氣란 눈으로는 볼 수 없지만, 만물을 살아 숨 쉬게 하고 몸속의 기氣와 혈血을 풀어서 통증이 사라지게 하는 생체生體 에너지이다." 따라서 자율신경을 자극시키는 자율진동自律振動을 계속하게 되면 엄청난 기氣 에너지가 발생하여 점점 아픈 데가 좋아진다고 할 수 있는 것이다.

V

파동에너지

몸의 파동과
자율신경의 강화

우주는 파동으로 이루어져 있고, 우리의 몸과 마음도 파동으로 이루어져 있다. 몸의 파동이 올라가면 면역력이 강화되어 질병이 사라지고, 마음의 파동이 올라가면 정신력과 집중력이 강해진다.

몸의 파동이 왜 중요한지에 대한 그 근거와 이유는 자율신경에서 찾을 수 있다.

자율신경은 대뇌의 지배를 받지 않고, 내장기관, 혈관, 피부에 분포해 있으면서 사람의 의지와 관계없이 신체 내부의 기관이나 조직의 활동을 지배하는 신경계[67]인데, 우리 몸 구석구석에는 머리끝부터 발끝까지 자율신경이 하나의 네트워크를 이루며 실선으로 모두 연결되어 있다. 우리 몸의 모든 세포는 신경계와 연결되어 있고, 뇌는 이 신경계를 통해서 세포의 운동, 감각, 성장, 치유 등과 관련되는 모든 정보를 주고받고 있는 것이다. 뇌는 생명의 중심이고, 신경계는 이 중심에서 하달되는 명령을 모든 세포에 전달하는 생명줄의 네트워크인 셈이다.[68] 이러한 자율신경 네트워크는 마치 광전자들로 이루어진 빛나는 입자 파동과 같은 미세한 에너지 연결망과 같다.

우리가 위장에서 소화하는 기능, 대장에서 영양분을 섭취하고 배설하는 기능, 췌장에서 인슐린을 분비하는 기능, 간장에서 해독하는 기능 등 우리 몸 모든 곳을 관장하며 우리가 깊은 숙면을 취하고 있는 동안에도 24시간 일분일초도 쉬지 않고 우리 몸의 호르몬과 내장을 관장하고 있는 것이 자율신경이다. 머리카락을 키우는 일, 손톱이 자라나는 것도 모두 자율신경이 관장하고 있다.

그런데 이러한 신경은 대뇌의 명령권 밖에 벗어나 있다. 가령, 소화가 안 될 때 대뇌에서 소화를 빨리 시키라고 명령해 봐야 명령이 통하지 않는다. 불면증으로 잠이 잘 오지 않는다고 빨리 자라고 안달해 봐야 더 잠이 오지 않으며, 피로를 빨리 해독하라고 간에다 명령을 넣어 봐야 듣지 않는다. 즉, 자율신경은 대뇌 신피질의 명령을 듣지 않는 것이다. 자율신경은 오직 뇌간brain stem의

파동에너지

활성화와 관련되어 있으며, 특히 송과체pineal gland의 활성화와 관련되어 있다.

우리의 뇌간은 대뇌 신피질이 작동하는 동안에는 활성화되지 않는다.[69] 컴퓨터의 온-오프 기능처럼 대뇌 신피질이 작동하는 동안에는 뇌간이 작동되지 않는 것이다. 그런데, 우리가 사회생활을 하면서 이성적으로 판단하고 결정을 내리고, 경쟁하고 경합하고 갈등하고 투쟁하는 동안 사용하는 두뇌는 모두 대뇌 신피질의 작용이므로 현대인들은 과도한 스트레스나 충격으로 마음과 몸에 병을 얻게 된다. 한마디로 그 근본 원인은 대뇌 신피질의 과도한 작용으로 뇌간의 송과체에서 자율신경을 활성화시켜 주지 못하면서 온몸의 기혈을 막아 놓았기 때문이다.

이러한 이치를 배경으로 자율진동과 뇌파진동은 우리 몸의 자율신경을 모두 흔들어 진동시켜 줌으로써 온몸의 차크라를 열어주고 뇌간의 송과체를 각성시켜 주는 수련법이다.

두뇌구조에 대한
과학적 이해

　인간의 뇌는 신피질, 구피질, 뇌간 등 3단계의 기능적 구조로 구성되어 있으며, 각자가 인간의 발전과 생명력 보전을 위해 활동하고 있다. 신피질은 인간 고유의 정신현상인 5감, 인식, 이해, 사고, 분석, 창조, 의지 등의 기능을 갖고 있으며, 의식이 깨어 있을 때는 촌극의 빈틈도 없이 인류의 성장에 기여하고 있는 기관이다.

　다만 신피질의 활동에는 한 가지 모순이 있는데, 그것은 인식, 이해, 사고, 분석 등 이성과 지성의 총본산이고 인류를 영장으로까지 끌어올린 창조적 기능의 신피질이 인간에게 있어 가장 중요한 에너지의 본체인 생명력과는 아무런 관계가 없다는 사실이다. 신피질은 주로 신체의 외부에서 일어나는 현상과 연결하여 인간을

파동에너지

보호하고 발전시켜 나갈 뿐, 신체의 내부와는 무관하다. 요컨대, 신피질은 인체의 생명력을 좌우하는 내부의 장기에서 일어나는 일은 전혀 모를 뿐 아니라, 이를 지배 조정할 아무런 능력도 못 가지고 있다.

구피질은 포유류 뇌라고도 하며 4억 년 동안 긴 세월을 퇴화하지 않고 있는 본능의 뇌라고 할 수 있다. 구피질은 평시에는 신피질의 과도한 흥분과 억압으로 인해 발휘되지 못하나 위급한 상황, 존망의 위기 시에는 뛰어난 대처능력을 발휘하고 식욕, 성욕, 수면욕 등 생명의 기본활동을 관장하고 있다. 또한 노여움, 공포, 죄책감 등 감정적인 부분에도 관여하며 인간의 생명력을 강건하게 실현시키는 것이 주목적이라고 한다. 그리고 구피질은 신피질과 뇌간의 중간자 입장에서 양자에 적절히 반응하는 역할을 하는데, 이때 신피질이 너무 느슨해지면 인간의 이성으로부터 이탈하여 범죄의 원인이 되기도 한다.

구피질은 신피질의 52개 영역이 통일되어 안정될 때 가장 최적의 활동을 하게 되므로 이를 위해 우리는 명상도 하고 자율진동이나 뇌파진동도 하게 되는 것이다. 기도할 때 목탁이나 요령을 흔들고, 자율진동에서 몸에 일정한 리듬을 주는 행위 등은 모두 신피질을 통일하여 잠재의식의 세계로 들어가기 위해서이다.

뇌간은 파충류 뇌라고 지칭하기도 하며 호흡, 생식, 순환, 소화, 자기치유 등 생명력 발현에 중추적인 작용을 하고 있다. 뇌간은 파충류 등 하등동물들에게도 있는데, 이들에게 정신은 없다. 다시 말하면 대뇌 신피질이 정신, 즉 의식작용을 하는 데 반하여 이 뇌간은 완전 무의식이다. 신피질이 플러스$^{(+)}$라면 뇌간은 마이너스$^{(-)}$로 음양의 관계에 있다.

본서에서 가장 주목하는 부분이 뇌간이다. 뇌간에 있는 송과체에는 비밀의 샘이 있기 때문이다. 송과체 각성은 완전 무의식으로 이루어진 뇌간의 정화를 통해 우리의 청정한 본성으로 나아가는 문을 열게 해 준다.

<그림 11> 인간 두뇌의 삼중구조: 신피질-구피질-뇌간

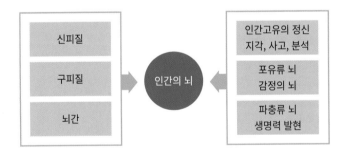

파동에너지

우리의 몸에는 우리가 마음대로 할 수 없는 두 개의 독립영역이 있는데, 그 하나는 내장 기능이고 다른 하나는 호르몬 기능이다. 이 두 개의 영역은 대뇌 신피질의 지배를 받지 않고 독립적으로 그 현묘한 생명 상태를 영위하고 있는데, 그 자율신경의 중추는 뇌간이다.

뇌간은 간뇌(시상과 시상하부), 중뇌, 교, 연수로 길게 연결되어 대뇌의 중심 깊숙이 파묻혀 있는데, 이 뇌간은 각 부분의 맡은 바 임무가 각각 다르지만 내장과 호르몬 기능을 자율신경을 통해 통솔하는 등 우리의 전체적인 생명현상을 조율하는 생명의 중추이다. 따라서 자율신경의 회복을 통해 인간의 전체적인 생명력을 완전하게 복원하고 인간의 존엄한 생명력을 발현시키기 위해서는 신피질을 안정화시키는 동시에 뇌간의 기능을 활성화시켜 줄 필요가 있다.

앞에서 언급했듯이, 뇌간의 작용에 관해서 가장 중요한 곳은 송과체이다. 뇌간 중앙 깊숙한 곳에 푸른 광휘로 휩싸인 밝고 총명한 불씨와 같은 송과체는 마치 우주 태초의 배아(胚芽)처럼 우리 뇌전체를 활성화시키고 몸과 마음을 조율하는 중추적 작용을 한다. 이를 돌려 말하면, 송과체가 활성화되어 있지 않은 사람은 몸과 마음의 균형이 깨질 위험이 있다.

송과체는 또한 우리의 영혼이 우주의 근원인 하늘마음과 만날 수 있게 해 주는 신성의 영역이다. 그러니까, 신인합일이 이루어지게 해 주는 무심과 진여의 자리인 것이다. 그것은 마치 하늘과 우리 영혼을 연결시키는 생명전자의 발화점發火點 같은 것이며, 우리 영혼이 하늘마음의 텅 빈 빛 공간과 하나로 합일되는 특이점特異點과도 같은 것이다.

따라서 송과체에는 핵심 정보들이 모두 담겨 있다. 우리 몸과 마음, 그리고 무의식의 정보까지도 모두 저장하고 있는 것이다. 송과체를 활성화하게 되면 우리 인생의 활력과 기쁨을 되찾을 수 있다. 우리 인생의 우울, 불안, 무기력증, 실패를 되돌려 활력, 기쁨, 평화, 풍요 등으로 전환할 수 있는 것이다.

한편 뇌간에는 신경세포의 작은 네트워크가 가지 모양으로 뻗어 나와 그물코처럼 되어 있는 곳이 있는데, 그곳이 바로 뇌간의 망상활성계Recticular Activating System: RAS이다. 이 망상활성계RAS 역시 매우 중요한데, 그것은 자율신경계 활성화와 관련되어 있다. 그리고 우리가 세운 목표를 실현시켜 주는 자동목적달성장치와 같은 작용을 한다.[70] 이것은 뇌간 속 신경망 같은 것인데, 척수를 타고 올라오는 감각정보를 취사선택하여 대뇌피질로 보내는 신경망이라고 할 수 있다.

파동에너지

망상활성계는 기존에 우리가 믿고 있던 정보를 우선적으로 알아보거나 선별하여 지원해 주는 역할을 한다. 또한 내게 맞지 않는 정보를 걸러 믿기로 선택한 것에 이르도록 도와주기도 한다. 따라서 뇌간이 활성화되어 신념(믿음)이 강해지면 우리가 세운 목표를 선명하게 이미지화하고 이를 달성하는 데 필요한 모든 가용 자원을 총동원하여 지원한다. 이 일을 망상활성계RAS가 한다. 그리하여 한번 세운 목표는 기필코 달성하게 하는 바, 첨단 미사일의 열 추적 '자동목표추적장치'와 유사하게 작용한다고 하여 '자동목적달성장치'라고 부르는 것이다.

<그림 12> 뇌간의 망상활성계(RAS)와 자동목적달성장치

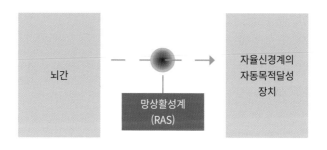

맑고 힘찬 활력의 유지:
세포구조에 대한 과학적 이해

인간은 약 60조 개의 세포로 구성된 세포의 조합으로 이루어져 있다. 우선 세포의 특징적인 면에서 보면 세포는 수용체라는 것을 갖고 있다는 것이 밝혀졌는데, 세포의 수용체는 인체의 입과 귀의 역할을 하고 있다고 생각하면 된다. 수용체는 세포당 평균 250∼500개 정도가 있다.

혈액은 폐로부터 산소공급을 받고 간으로부터 영양분을 공급받아 인체의 구석구석 세포를 돌며 산소는 주로 머리 부분에 내려놓고 기타 영양분은 각 세포에 전달하는 임무를 수행한다. 혈액이 돌며 세포에 영양을 공급하는 방법은, 예를 들어 비타민C의 형태가 ▲라고 한다면, 혈액이 혈관을 돌다가 어떤 세포에 다다르면

파동에너지

세포의 수용체가 ▲로 변하여 필요한 양만큼 적당하게 공급하게 된다.

　그런데 내부 혹은 외부적인 영향으로(예컨대, 스트레스와 같은 충격으로 인해) 세포가 기능을 못 하게 되면, 세포의 수용체가 40~50개 정도로 줄어들게 되는데 이때 자율진동을 통해 맑고 밝은 생명에너지를 받아들이게 되면 잠자는 수용체가 깨어나 정상적인 활동을 하게 되는 것이다. 예를 들어 당뇨병의 경우를 보자. 췌장에서 당을 생산하는 α(알파)세포와 인슐린을 생산하는 β(베타)세포가 있으며, 양 세포의 생산을 적절히 통제하는 δ(델타)세포가 있다. 그런데 이 센서의 역할을 하는 δ세포가 비정상이면 당을 과다 생산한다든지 인슐린을 적절히 생산치 못하게 되어 발생되는 병이 당뇨병이다. 뇌파진동을 통해 고주파의 생명에너지를 받아들이게 되면, 비정상적인 δ세포가 정상으로 회복되는 메커니즘을 밟게 된다.

소우주(개체)와 대우주(전체)는
모두 빛의 진동

우리 몸(개체)을 둘러싸고 있는 에너지(파동)체에 대해서 이해할 필요가 있다. 여기에서는 특히 에테르체를 중심으로 한 에너지 파동에 대해서 살펴보겠다.

첫 번째 체는 안나 마이코샤라고 불리는 물질의 층으로서의 육체이다. 두 번째 체는 이 육체 피부를 감싸고 있는 프라나 마이코샤(생명에너지층)인데, 에테르체, 생기체, 프라나체라고 불린다. 안개와 같이 너울대는 파장으로서 분당 15-20 사이클 정도의 진동을 하며, 에테르체 크기는 육체 피부에서 약 0.6cm 가량 튀어나와 있다. 이는 육체의 사멸과 운명을 같이하는 층으로 육체에 속해 있는 생기체生氣体인 셈이다. 육체와 에테르체는 상호 간의 질에 따

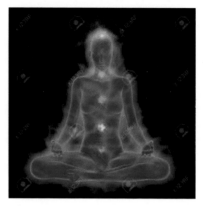

라서 상호영향을 주고받는데, 현대의학에서는 "에너지와 물질의
중간 상태의 광선들로 만들어진 반짝이는 거미줄과 비슷한 미세
한 에너지 선"들로 이해하고 있다.

에테르체가 중요한 이유는 생기체로서 우리 몸에 존재하는 7개
의 영적센터(차크라)들을 관장하고 있기 때문인데, 영적센터(차크라)
들은 신체의 피부 바깥 약 0.6cm에 있는 에테르체의 표면에 위치
하고 있다. 이때 영적센터로서 차크라는 우주의 프라나 혹은 활력
을 흡수하여 에테르체에 분배한 다음에 육체에 생명을 주는 기능
을 하게 되므로 중요하다. 자율진동과 명상학습을 통해 전신진동,
복부진동, 부분진동, 뇌파진동에서 차크라가 열리는 진동이 중요

한 이유가 있다. 즉, 프라나는 에테르체에 생명을 주고 또한 에테르체는 육체에 생명을 주는데, 신체의 각 부분들의 건강한 정도는 분배되는 프라나의 양에 따라 결정되기 때문이다.

또한, 프라나는 각 차크라의 중심으로 급속히 흘러 들어가는데, 그 힘은 아스트랄계에서 에테르계로 들어오기 때문에 강력하게 작용한다. 우리가 이처럼 복잡한 이야기를 하는 이유도 사실은 이러한 작용원리를 이해해야만, 우리의 완전한 건강인 육체적, 감정적, 정신적, 영적 건강을 더 조화롭게 성취할 수 있기 때문이다.

차크라(Chakra)

우리 몸에 존재하는 영적 에너지 센터들을 말한다. 우리 몸은 단순히 물질적 육체만으로 이루어져 있는 게 아니라 여러 겹의 에너지장이 중첩되어 있는데, 그중에서도 영적 에너지 센터들은 특히 생기체인 에테르체(etheric body)와 관련하여 7개가 많이 언급되고 있다. 동양에서는 경혈(經穴), 기혈(氣穴)이라 하여 그보다 훨씬 많은 에너지 자리를 이야기하고 있는데, 몸 열림 현상과 관련해서는 차크라를 넘어 경혈 자리가 모두 열리는 경험을 하게 된다.

V

파동에너지

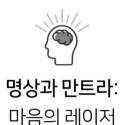

명상과 만트라:
마음의 레이저

만트라는 깊고 영묘한 사운드Sound진동이다. 이는 우주 태초의 성음聖音으로서 매우 심오한 영적 파장을 지니고 있다. 깊은 명상 속에서 만트라에 집중하는 동안 마음은 강력한 레이저 광선처럼 된다.[71]

레이저는 빛의 특수한 종류이다. 보통의 광선은 서로 다른 주파수로 구성되어 있지만 레이저 빛은 초점을 향해 응집되어 있다. 그것은 단 하나의 주파수에만 집중되어 있어서 엄청난 힘을 지니고 있는 것이다. 레이저 광선은 태양의 표면보다 더 강렬하며, 이처럼 강렬한 에너지를 지닌 광선은 다이아몬드까지도 녹일 수 있다고 한다.[72]

깊은 명상을 하고 있는 동안 수행자의 마음은 레이저 광선처럼 된다. 만트라에 강력히 집중함으로써 정신적 육체적인 모든 에너지가 응집되어 막대한 정신력을 가지게 되는 것이다. 정상적인 활동의 순간에는 우리 뇌가 몸과 마음의 각기 다른 활동, 동작, 소화, 언어 등을 동시에 조절하는 일을 하게 되므로 동시에 여러 형태의 다른 뇌파를 발사하게 되지만, 명상 혹은 만트라 하나에만 집중해 있는 동안에는 뇌의 모든 부분들이 동일한 주파로 몰입되어 진동하게 된다. 이러한 이치로 마음은 레이저 광선과 같은 강력한 영적 파장을 내게 된다.

명상을 할 때는 가능한 한 편안하고 자연스럽고 드넓어져야 한다. 습관적으로 근심에 휩싸이는 자아의 올가미로부터 조용히 빠져나와 온갖 집착에서 벗어나서 당신의 참된 본성 안에서 쉬도록 해야 한다. 마음속을 가득 채우고 있는 온갖 부정적 쓰레기들 즉, 온갖 생각, 관념, 아집, 그리고 온갖 편견들로부터 완전히 벗어나야 한다. 명상이란 우리가 지금까지 익숙해져 왔던 것과 완전히 결별하는 것을 의미한다.[73]

명상에서 깊은 상태에 도달하게 되면 몸과 마음의 리듬이 동시에 하나의 강력한 리듬으로 일치하게 되고, 이는 우주의 리듬과도 부합하게 된다. 이것은 사실 송과체가 활성화되면서 자연스럽게

파동에너지

일어나는 현상이기도 하다. 잘 훈련된 합창단에서 일제히 노래하는 많은 목소리들이 하나의 리듬으로 공명하는 것처럼 그동안 흩어져 있던 일상적인 사고의 진동이 하나의 흐름으로 조화롭게 공명하는 것과 같은 이치이다. 위대한 성자들처럼 일심으로 수행하는 사람의 마음은 횃불을 일으켜 구름에 싸인 수많은 마음들을 비추고 많은 사람들의 잠자는 영혼들을 일깨운다. 영적 수행자는 자신의 모든 육체적, 정신적, 그리고 영적인 에너지를 하나의 강력한 청정한 본성의 파동에 집중시키는 힘, 지혜, 권능을 갖게 된다.

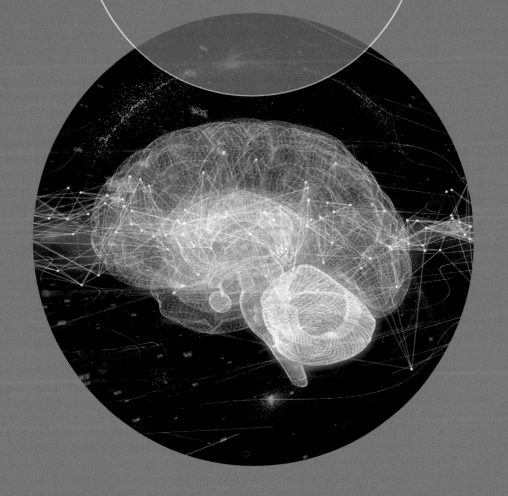

VI

마음에너지와
본성에너지

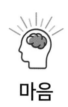

마음

마음이란 실체가 없는 것이다.[74] 그래서 뜬구름 같다고 한다. 마음은 생각, 감정, 욕망, 느낌 등의 다발일 뿐 실체가 없는 것이다. 그래서 수시로 생겨나고 수시로 사라진다. 마음은 고정된 것이 아니고 매 순간 새로 생겨난다. 따라서 "한여름 밤의 꿈"처럼, 본질적으로 허망한 것이다.

그러므로 마음은 항상 불안정하고 유동적이다. 그리고 마음은 자아와 동일시하여 나와 남을 구분 짓는다.[75] 또한 마음은 한순간도 가만있지 않고, 우리를 충동하여 요동치게 만든다. "마음은 고정된 중심이 없다. 그래서 마음은 상반되는 양극 사이를 오고 간다. 그 결과 인간은 어느 한편으로 치우치거나 기울어져 불안정한 삶을 살게 된다.… 끊임없이 자아를 자극하고, 감정의 파도를 일으켜 요동搖動치게 만든다."[76] 그리하여 고요함을 방해하고 침묵을 허용하지 않는다. 우리가 마음을 멈추려 하면 온갖 잡념을 일으켜 방해한다. 깊은 명상 혹은 인식과 성찰 속에서 참 자기를 발견하려 하면 갖은 수단을 동원하여 방해하고 요동친다. 따라서 마음은 "욕망이 타오르는 불꽃이다."[77]

그래서 마음은 "인간문제의 근원이고 핵심"이다.[78] 이러한 마음의 속성에서 벗어나려면 마음의 본성을 깨달아야 한다. 생각이 멈추고 인식이 그친 그곳에서 '마음의 근원'을 만나야 한다. 그곳에서 우리는 마음의 청정한 본성을 만날 수 있다.

온갖 망상과 미혹으로 벌어진 구름과 같은 허상들이 모두 가라앉고 생각이 그치면 맑게 개인 청정한 하늘이 드러난다. 그 청정한 하늘은 우리의 본성이며 광활하게 열려 있는 전체이다. 그것은 순수한 의식이며, 맑고 청정한 존재감이다. 알아차림으로 맑게 깨어 있으며, '나는 존재한다'는 느낌만이 존재한다. 이것이 '마음의 근원'을 밝게 비춰 본 참다운 실상이다.

따라서 마음의 근원은 본성이다. 그것은 텅 비어 있고 열려 있으며 전체와 연결되어 있다. 그것은 또한 나의 청정한 본성이며,

나와 남이 구분되지 않은 전체이다.

마음에너지와 본성에너지

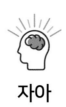

자아

자아란 무엇일까?

자아는 무엇이기에 내가 살아 있음을 느낄까?
내 자아는 무엇으로 구성되어 있기에 행복과 불행을 느끼는 것일까?

내가 존재하고 있음을 의식하는 자아는 어디에 있기에 때론 개체를, 때론 전체를 인지하는 것일까?

자아自我, ego란 "생각, 감정 등을 통해 외부세계와 접촉하는 행동의 주체로서 '작은' 나"를 말한다. 혹은 "자신이 자기에 대해 스스로 지각된 전체"를 의미한다.

이때 '나'는 두 차원으로 구성되어 있다. 순수한 존재인 참나Self
를 개체적 에고ego가 둘러싸고 있다. 순수한 존재는 마음의 근원이
며 청정한 본성이다. 그것은 알아차리고 있는 순수한 의식이며 전
체와 연결된 존재이다. 이에 반해, 개체적 에고는 생각, 감정, 욕
망, 느낌 등으로 구성되어 있으나, 실체가 없는 것이다.

최근 전제남 선생은 자아와 근원에 대해서 많은 연구를 심층적
으로 제시한 바 있다. 그의 연구에 따르면, "인간의 근원은 본성이
다. 인간은 태어날 때 존재의 전체성과 연결되어 있다. 하지만 태
어나 이름을 부여받고, 점차 이성이 발달함에 따라 '나'라는 생각
과 느낌과 감정이 생겨나게 되었다."[79] 그러면서 자아의 이미지가
형성되고 강화되어 온 것이라는 것이다.

인간은 순수한 상태로 태어난다. 그렇지만 인간은 자아의 굴레
속에서 자신과 끝없는 투쟁을 하며 살아간다. 또한 존재인 전체로
부터 분열과 분리를 시도한다. 따라서 "자아란 실체가 아니다. 마
음 작용의 한 부분으로서, 전체에서 이탈한 마음이 독립된 개체를
형성하기 위해 후천적으로 형성된 가짜 주체일 뿐이다."[80]

VI

마음에너지와 본성에너지

하지만 우리는 이것을 모르고 있다. 자아는 "마음을 생성하고 유지하는 가짜 주체일 뿐인데 우리는 자신의 존립을 지키기 위해 자아를 주장하고 점점 더 강화"[81]시켜 나가는 우(愚)를 범하고 있는 것이다.

하지만, 인간의 근원은 청정한 본성이다. "자아는 후천적으로 생긴 것이다. 전체인 존재를 떠나 방황하던 마음이 만들어 낸 표상이 자아"[82]이다. 인간은 성장하면서 마음은 전체에서 분리되어 경계를 만들고 자아를 형성하게 된 것이다. 따라서 인간은 본래 "부분적인 개체가 아니라 통합된 전체적 존재"[83]이다. "하지만 전체에서 이탈하여 분열된 개체인 자아를 '나'라고 인식하면서 '나'라는 경계와 굴레가 생겨났다."[84] 참다운 성품으로서의 존재에서 벗어나 불안정하고 불합리한 고뇌의 삶을 살게 된 것이다. 이것이 인간이 원초적으로 지닌 불행의 태생적 근거이다.

하지만 우리는 우리가 온 곳을 본능적으로 알고 있다. 마음의 고향을 늘 그리워하고 있으며, 그곳으로 돌아가기를 염원하고 있다. 그곳은 갈등과 분열이 없으며, 분리와 소외가 없는 곳이었다. 고요하고 평화로운 의식의 필드였으며, 하나의 전체로서 분리감이 없는 곳이었다. 하지만 돌아가는 방법을 몰라 인생의 여정에서 길을 잃고 헤매고 있는 것이다.

참된 내면의 중심을 얻은 사람은 세상이 고요하고 평화로우며 행복하겠지만, 자기중심적이고 분노하는 의식 상태에서는 세상은 늘 투쟁적이고 시끄러우며, 또 한편 두렵고 불안한 곳이다.

우리는 평소 생각, 감정, 느낌에 실체적 의미를 부여하는 동안 우리의 청정한 본성을 잃어버렸다. 전체와 연결된 진정한 존재의 의미를 잃어버렸다. 그대가 산사의 아름다운 풍경, 서산에 지는 저녁노을, 맑고 고운 새소리, 시냇물 소리, 혹은 "대자연의 어떤 풍광이나 음악의 아름다움, 대양의 초월적 아름다움이나 예술과 조각의 아름다움, 빛나는 것, 강력한 것에 대한 의식"[85]에 사로잡힐 때 그대는 문득 자신을 잊게 된다. 그때 그대는 자기를 망각하고 전체와 연결된 진정한 존재로 돌아가게 된다. 그곳이 그대의 참모습이며, 청정한 본성이다. 그대는 그대의 본향本郷으로 돌아가고 싶어 한다.

VI

마음에너지와 본성에너지

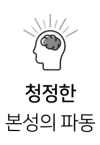

청정한
본성의 파동

마음의 파동을 높이려면 어떻게 하면 될까?

가장 좋은 방법은 나의 본성을 만나는 것이다. 나의 청정한 본성은 가장 높은 파동이다. 어떻게 하면 나의 청정한 본성을 만날 수 있을까? 그리고 그것은 어디에 존재하고 있을까?

마음이 멈춘 그곳에서 우리는 청정한 본성을 만날 수 있다. 텅 빈 가운데 고요함, 그곳에서 우리는 본성을 만난다. 고요한 가운데 평화와 기쁨이 넘치는 곳이다.

내 마음의 본성은 무한하고 광활하다. 내 마음은 육신에 갇힌 좁고 폐쇄적인 존재가 아니다. 무한하고 완전하며 전지전능한 존재가 나의 본성이다.

　나의 청정한 본성은 무의식을 닦고 넘어가 송과체를 각성하면서 깨닫는 것이지만, 앎과 지혜로서 먼저 깨닫고 실천을 통해 증명해 나갈 수 있다. 먼저 정확하게 아는 것이 중요하다. 그런 다음 믿음으로 실천해 나감으로써 그 힘과 지혜를 확인할 수 있다.

마음에너지와 본성에너지

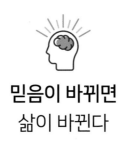

믿음이 바뀌면
삶이 바뀐다

믿음이 가장 중요하다. 믿음이 바뀌면 삶에 대한 대응자세가 바뀌고, 자세가 바뀌면 행동이 바뀐다.

믿음은 생각과 느낌으로 이루어진다. 본성에 대한 확고한 믿음이 있는 자는 생각과 느낌을 무한하고 광활한 영혼에 둔다. 하여 넓은 공간과 깊은 사유를 중심으로 올바른 생각과 바른 느낌을 토대로 판단하고 행동한다.

우리는 동일한 사건과 사물을 대하더라도 다른 운명이 펼쳐지는 경우를 많이 볼 수 있다. 그 핵심 변인은 무엇인가? 바로 믿음이다.

가혹하고 혹독한 환경 속에서도 자신감을 잃지 않고 운명을 개척하는 사람은 자신의 본성에서 나오는 무한한 가능성과 잠재력을 믿는 사람이다. 그들은 강인한 믿음과 불굴의 의지를 토대로 자신의 삶을 주체적으로 개척해 나간다.

마음에너지와 본성에너지

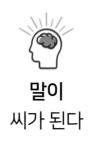

말이
씨가 된다

언어는 믿음의 반영이며 내면의 표현이다. 말이 곧 씨가 된다. 느낌과 생각이 믿음이 되고 이는 내면을 형성하게 되어 말과 행동으로 나온다. 평소에, 특히 어렸을 때에 부정적인 말을 많이 듣고 자란 사람은 부정적인 느낌과 감정이 편도체扁桃體, amygdala에 싸여 그 사람의 인생을 힘들게 한다. "넌 안돼, 주제를 알아라, 왜 그 모양이냐, 멍청한 놈, 도대체 너는 무슨 생각으로 사니?"[86] 등 부정적인 말은 우리 감정에 와서 박힌다. 이런 기억과 감정들을 우리의 무의식 속에서 모두 정화해야 한다.

무의식은 표면에 잘 안 나타난다. 뇌파진동과 마음수련을 하다 보면 자기도 몰랐던 잠재의식과 무의식에 담긴 부정적 감정과 느낌들이 표면으로 올라온다. 모두 버리고 비워 내야 할 감정들이다. 감정도 물건처럼 던지고 버리면 버려진다.

　모두 비워 내고 정화하면 그대는 맑은 인식을 갖게 된다. 투명하게 보고 투명하게 사유하며 투명한 인식으로 세상을 바라본다. 내면이 밝아지면, 느낌과 생각, 믿음, 말과 행동들이 모두 밝아진다. 내 주변에 차츰 밝고 선한 사람들이 모이고 이들과의 일들도 밝은 쪽으로 펼쳐지니 내 운명 역시 밝고 행복해진다.

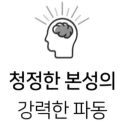

청정한 본성의
강력한 파동

청정한 본성이 우리에게 주는 파동과 잠재력은 완전하고 무한하다. 그러므로 가장 강력한 믿음은 본성이 주는 강력한 파동에 대한 믿음이다. 본성에 대한 완전하고 무한한 가능성을 믿는 사람은 어떤 가혹한 환경과 시련이 와도 진취적으로 대응하며 이겨 나간다.

청정한 본성에서 나오는 강력한 파동과 잠재력을 내 것으로 만들기 위해서는 다음과 같은 마음의 파동 원리를 먼저 이해해야 한다.[87]

마음의 파동(1): 마음은 파동으로 이루어져 있다

마음은 파동으로 이루어져 있다. 마음은 수시로 생겼다가 수시로 사라진다. 매 순간 새로 생겨났다가 금방 사라진다. 이처럼 변덕스럽게 생성과 소멸을 반복하는 마음을 가만히 살펴보면 하나의 파동처럼 움직인다. 마치 바다의 물결이 올라갔다 내려갔다 하듯이 우리의 마음도 파동을 그리며 진행된다.

마음의 파동(2): 마음은 극성을 띤다

마음은 극성을 띤다. 마음은 파동으로 움직이는데 올라갈 때의 감정은 플러스이고 내려갈 때의 감정은 마이너스이다. 이처럼 마음은 파동에너지이며 그것은 언제나 극성을 띤다. 가령, 땅을 파서 언덕을 만들면 언덕은 플러스이지만 땅을 파서 생긴 웅덩이는 마이너스이다. 기분 좋은 감정이 고조되어 상승될 때는 플러스이지만, 다시 하락할 때는 마이너스가 된다. 기쁨이 온 뒤에는 슬픔이 오고, 우월감이 온 뒤에는 열등감이 밀려온다. 기쁨, 우월감, 환희, 사랑, 평화가 플러스 에너지라면, 슬픔, 열등감, 비탄, 결별, 공포는 마이너스 에너지이다. 한번 플러스 감정에 매몰되면 반드시 마이너스 감정이 몰려온다.

마음에너지와 본성에너지

하지만 마음의 강력한 공간 속에서 본성의 힘으로 이들을 알아차린다면 굳이 감정에너지의 롤러코스터를 탈 필요가 없다. 기쁨도 나의 일부요, 슬픔도 나의 일부이니 기쁨이 오면 기쁨을 알아차리면서 즐기고, 슬픔이 오면 슬픔도 알아차리면서 수용한다. 그렇게 되면 더 강렬한 행복감을 누리되 요동치지 않는다.

한편 슬픔, 열등감, 비탄, 결별, 공포의 에너지는 청정한 마음에 묻은 때이다. 불안감, 외로움, 열등감, 우울함 등도 마찬가지이다. 이러한 관념과 때들은 청정한 본성을 왜곡시키며 결국에는 고통을 가져온다. 이들을 없애야 되는데 그중 가장 좋은 방법은 알아차림과 주시의 힘을 활용하는 것이다.

마음의 파동(3): 알아차림과 주시의 힘

알아차림과 주시의 힘이다. 주시란 응시, 관찰이다. 내가 개체로 떨어져서 주관과 객관이 분리되어 보는 것은 응시가 아니다. 주관과 객관, 주체와 객체로서의 이분법이 아닌 전체적인 바탕의 힘으로 보는 것을 응시 혹은 주시라고 한다. 그리고 그 전체를 이루는 바탕을 본성이라고 한다.

세상을 이루는 만상 만물은 입자로 이루어져 있는데, 입자들은 결국 진동하는 파동이다. 그리고 이 파동을 이루는 근원적 힘 혹은 그 전체적 바탕은 마음이다. 마찬가지로 우리의 육체 역시 입자로 이루어져 있는데, 입자들은 결국 플러스와 마이너스로 진동하는 파동이며, 이 파동을 이루는 근원적인 힘 혹은 그 전체적 바탕을 마음이라고 부른다.

우리의 이 마음의 바탕은 원래 청정하여 깨끗하므로 깨끗한 마음, 본래 마음, 근원적 마음 혹은 청정한 본성이라고 한다. 하지만 자신의 무의식에 저장된 업식業識이나 살아오면서 생긴 관념(때)은 청정한 본성을 왜곡시키며 그릇된 생각과 행동을 통해 잘못된 결과와 고통을 초래한다.

따라서 마음속에 저장된 때들을 없애야 되는데 가장 좋은 방법은 우리 마음의 청정한 본성의 힘을 활용하여 알아차림과 주시하는 것이다. 알아차림과 주시의 힘은 매우 크다. 이는 청정한 본성의 힘을 통해 알아차리고 주시하는 것이기에 그러하다. 감정과 생각이 다 비워진 힘, 그 텅 빈 바탕 그곳에 청정한 본성이 있다. 그 청정한 본성을 청정심淸淨心 혹은 금강심金剛心이라고 부른다.

청정심의 에너지는 맑고 강력하여 금강 다이아몬드에 비유할 수 있다. 이는 우리 마음속에서 일어난 소소한 감정에너지와는 비

마음에너지와 본성에너지

할 수도 없이 강력하다. 굳이 비유하자면 이 청정심의 에너지는 지구상의 모든 핵폭탄을 터뜨려도, 혹은 우주의 가장 강력한 블랙홀에도 영향받지 않는다. 그 이유는 청정심은 이들과는 비교할 수 없을 정도로 강력하기 때문이다. 무엇보다도 이들과는 차원 자체가 다르다. 청정심의 정신에너지는 그 어떤 물질 에너지와 비교할 수 없을 정도로 강력하다.

따라서 청정한 본성의 힘으로 부정적 감정과 생각을 알아차리고 주시한다면 그 작은 감정에너지들은 마치 뜨거운 화롯불에 눈 녹듯이 모두 말끔히 소멸된다. 이때 주시의 힘을 키워 주는 것은 호흡이다. 평소 깊은 호흡과 함께 청정한 본성에 대한 주시의 힘을 키워 나간다면 부정적 감정에너지들은 우리 마음 공간에 발붙일 곳이 없게 될 것이다.

청정한 본성의
발견

　감정은 마음의 파동이다. 그리고 늘 쌍으로 움직인다. 기쁨과 슬픔, 쾌락과 우울 등 한쪽의 감정에 매몰된 후에는 반드시 반대쪽 감정으로 상응하는 결과가 나타난다. 그리고 감정은 나의 일부분이지 결코 나 자체는 아니다. 감정은 나라는 존재의 마음 공간의 일부분을 차지하는 감정 공간에서 발생한다. 감정 공간에서 일어나는 극히 부분적 현상에 지나지 않는 것이다. 나라는 존재는 매우 크다. 존재는 마음이며, 마음은 육체와는 비할 수 없을 정도로 크다. 마음은 육체 이면에 존재하는 파동이며, 그 바탕 전체를 이루는 근원적인 힘이다.

　김상운 작가는 '왓칭WATCHING'의 방법으로 내 감정의 파동을

마음에너지와 본성에너지

무한한 공간, 무한한 시간으로 확장된 마음의 공간에서 주시하라고 권한다.[88]

내 마음의 공간을 공간적으로 확대하고 시간적으로 확대된 상태에서 감정의 응어리들을 바라보는 것이 '왓칭WATCHING'이다. '왓칭WATCHING'을 하게 되면 감정의 응어리만 녹는 것이 아니라 학습능력, 창의성, 심지어는 천재성까지 계발될 수 있다는 것이다.

시간적, 공간적으로 끝없이 확대된 나의 큰마음이 청정한 본성이다. 티 없이 맑고 텅 빈 순수함, 그 공空의 극치(무한대, 극한값)가 청정한 본성이다.

따라서 마음공부의 마지막은 결국 깨어 있음과 알아차림이다. 깨어 있는 마음으로 알아차리며, 자신의 청정한 본성을 지키는 것이다. 일이 없을 때에는 청정한 본성에 머물고, 일이 발생한 때에는 청정한 본성에서 나오는 판단과 지혜의 힘으로 처리하는 것이다. 이렇게 된다면, 고요한 가운데 평정심을 유지하고, 자유와 행복과 신명나는 삶을 구가하며 나날이 새로운 향상심向上心의 인생을 살아갈 수 있게 된다.

깨어 있음과 주시가 가장 좋은 방법이지만, 이것이 안 되는 단계도 있을 수 있다. 마음이 차분하고 고요하게 가라앉으면서 집중과 함께 깨어 있을 수 있어야 하는데 아직은 감정의 파동이 너무 격한 경우이다. 이런 경우에는 자신의 내면에 잠재된 감정의 응어리를 찾아서 발산시키거나 반대의 감정으로 상쇄시키는 수련을 해야 한다. 마음은 "살아온 삶의 기억된 일체"이다. 자신이 지금껏 살아오면서 기억에 묻어 있는 감정 응어리를 찾아 "버리고 비우고 발산시키는" 수련을 하는 것이다.

또한, 감정 응어리는 파동과 양극성으로 이루어진다. 따라서 자신에게 잠재된 문제의 감정을 찾아 그 반대의 에너지를 보내 주는 방법이다. 진정한 참회 속에 자신을 되돌아보는 성찰의 과정을 거쳐 본다. 깊이 생각해 본다면 왜 그런 감정이 발생했는지를 역지사지의 심정으로 알 수 있게 된다. 마음속의 반성과 화해, 혹은 참회 속에서 자신에게 내재된 미움의 응어리는 눈물과 사랑을 통해 모두 수용하고 녹일 수 있다. 하지만 이러한 수련으로 우리의 마음 공간이 모두 청정해지지는 않는다.

따라서 마음수행의 마지막 단계는 "깨어 있음과 주시"이다. 청정한 본성의 힘으로 자신의 마음을 알아차리며 주시하는 것이다. 이것은 마치 뜨거운 태양의 힘으로 물방울을 모두 증발시키듯이, 청정한 본성의 힘으로 자신의 감정과 생각, 그 마음의 파동을 주

마음에너지와 본성에너지

시하며 깨어 있는 마음으로 알아차리는 것이다. 깨어 있는 마음이 청정한 본성의 상태이다. 따라서 청정한 본성의 상태에서 깨어 있는 것이다.

청정한 본성과
초의식

청정한 본성에 대한 자각을 하게 되면 영, 혼, 육을 초월해서 흐르는(혹은 바탕에 흐르는) 의식이 있음을 알 수 있는데, 그것이 바로 초의식이다.[89] 또한 이는 현재의식, 잠재의식, 무의식을 초월해서 흐르는 깨어 있는 의식이다. 또한 이는 개체의식을 넘어서 전체를 통째로 조망하는 전체의식이며, 광명한 참나가 드러난 상태에서의 고양된elevated 각성의식enlightened consciousness이다.

고양된 각성의식이라고 부르는 이유는 번뇌, 망상으로 가득 찬 현재의식 상태와는 다른 한 차원 높은 의식이기 때문이다. 생각으로 복잡한 상태에서는 또렷하고 광명한 참나가 잘 드러나지 않는다. 따라서 복잡한 생각에서 벗어나 고요한 마음의 각성된 의식 상태에서 우리는 우리의 참다운 성품을 만날 수 있다. 텅 빈 가운데 명료하게 알아차리고 있는 청정한 본성(참나의식)을 만날 수 있는 것이다.

<그림 14> 청정한 본성과 초의식(참 자아)

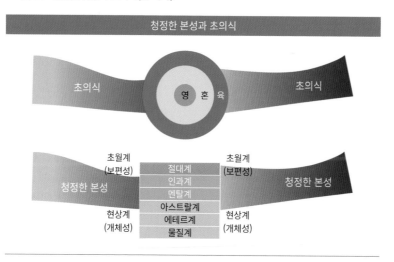

초의식과 무의식:
초의식, 무의식, 잠재의식, 현재의식

우리의 육신은 마음이라는 보이지 않는 파동으로 둘러싸여 있는데, 마음을 좀 더 깊이 들어가 보면 현재의식뿐만 아니라 잠재의식, 무의식, 초의식 등으로 이루어져 있다.

현재의식은 내가 현재 생각하고 판단하는 의식 작용이다. 눈에 보이니 이해하기 쉽고 보통 사람들은 현재의식만이 나의 전부인 줄 안다. 하지만 심리학자들은 현재의식이 나의 정신세계에서 10% 정도를 차지한다면 90% 이상은 잠재의식과 무의식이 좌우한다고 한다. 사실상 무의식의 정보들이 현재의 나의 판단을 좌우하고 있다고 해도 과언이 아니다.

마음에너지와 본성에너지

내가 지금까지 겪어 오면서 경험했던 심연의 정보들은 무의식에 저장되는데, 이러한 정보들 중에서 현재 내게 영향을 주는 현재의식 바로 밑의 정보들을 잠재의식이라고 한다.

어쨌든 우리의 무의식보다 더 깊은 근원적인 곳에서 우리의 모든 의식들을 관리하고 운영하는 주체가 있는데 이를 초의식이라고 한다. 말하자면 초의식은 무의식 전체를 운영하는 바탕이며 운영자이다. 이를 종교에서는 하느님, 신성, 불성, 본성, 참 자아라고 한다. 우리 무의식 혹은 현재의식에서 나오는 생각, 감정, 오감을 넘어서 있는 초월적인 곳이며, 부정적 정보에 물들지 않는 곳이라고 하여 진여 혹은 청정한 본성이라고 한다.

불교에서는 이를 아뢰야식이라고 하여 모든 선천종자와 후천종자를 관리하는 것으로 이해한다. 아뢰야식은 화합식이니 절대계가 현상계와 만나는 곳이기 때문이다. 즉, 절대계(초월계)에 저장해 두었던 나의 정보가 현실에서 실현되는 것이다. 자세히 살펴보면, 나의 부정적 정보들이 오염된 종자들로 아뢰야식에 저장되어 있기도 할 텐데, 이들을 운영하는 주체의 바탕 의식은 청정하여 물들지 않는다. 청정하여 물들지 않는다고 하여 청정심, 초의식이라고 부른다. 따라서 모든 정보를 관리하는 장식藏識이라는 의미에서 아뢰야식을 제8식이라고 하고, 부정적 종자에 물들지 않고 깨끗하고 청정한 깨어 있는 마음을 청정심(제9식, 암마라식), 그리고 이 전체로서 깨어 있으며, 이 모든 것을 주시하는 파동(바탕)을 초의식(제10식, 순수한 공성, 진여, 불성)이라고 한다.

마음에너지와 본성에너지

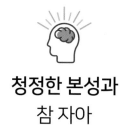

청정한 본성과
참 자아

따라서 우리 마음의 청정한 파동은 초의식이며, 그것이 바로 우리의 참 성품이며 참 자아이다.

참 자아가 있다면 가짜 자아도 있을 것이다. 가짜 자아가 무엇인지 먼저 살펴보기로 하자.

가짜 자아는 먼저 육신이 나의 전부인 줄 착각한다. 육신을 나의 전부로 생각하므로 과도한 욕심과 이기심, 분노 등이 발생한다. 눈에 보이는 육체가 나의 전부인 줄 착각하므로 눈에 보이지 않는 진실에 대해서는 알지 못한다.

육신 말고도 나에게는 마음이 있다. 마음은 육신보다 훨씬 큰 존재이며, 육신 안에 갇혀 있지 않다. 육신을 넘어 감정 공간, 생각 공간, 순수의식 공간 등으로 크게 펼쳐져 있는 게 마음이다.

마음의 근원은 본성이다. 그것은 텅 비어 있는 청정한 본성이다. 순수의식이며 공空이다.

그렇다면 진짜 자아는 육신에 갇힌 나가 아니다. 광활한 공간을 지닌 순수의식이며, 텅 비어 있되 신묘하게 알아차리는 마음이다. 늘 알아차려서 깨어 있으며, 전체를 하나의 통으로 인식하는 큰마음이다.

이러한 참 자아 상태에 들어가게 되면 마음의 본성에서 나오는 초의식 파동이 발생한다. 그 초의식의 파동은 청정하고 고요하며 평화로운 주파수이다. 이 상태는 살아 있으며 영원하고 즐겁고 주체적이며 깨끗한 파동이다.

이처럼 우리 마음의 근원은 청정한 본성이다. 우리 마음의 청정한 본성은 고요하고 텅 비어 있으며 완전하고 무한하다. 인간은 이처럼 순수하고 완전한 상태로 태어나지만 성장하면서 마음은 전체에서 분리되는 등 경계를 만든다. 소위 '자아'라는 것이 형성

VI

마음에너지와 본성에너지

되는 것이다.[90] 하지만 이 모든 진실을 꿰뚫어 보고 자신의 전체를 직관적으로 깨달은 사람은 청정한 본성을 보게 된다. 무한하고 완전하며, 순수한 전체로서의 의식 말이다.

순수의식과
무한한 빛의 공간

마음의 부정적 에고 의식과 감정 정보들을 모두 던져 버리고, 청정한 본성으로 돌아가라. 청정한 본성의 순수한 파동으로 이들을 모두 분쇄(상쇄)하라. 이들을 모두 분해하고 소거하면 순수의식으로 돌아간다. 청정한 본성을 회복하는 것이다. 그것은 마치 순수한 빛의 공간으로 들어가는 것과 같다. 텅 비고 무한한 빛의 공간을 회복하는 것이며, 순수하고 무한한 빛 입자들이 그대의 육신을 에워싸는 것과 같다.

김상운 작가는 『왓칭2』에서 좋은 비유를 했다.[91] 〈그림 15〉를 한번 보자. 무한한 빛의 공간이 생각, 감정, 육체를 에워싸고 있다. 그대는 순수한 빛의 에너지이다. 무한한 빛의 입자이며 파동이다.

순수의식: 무한한 빛의 공간

영혼
생각
감정
육체

순수의식:
무한한 빛의 공간

순수의식:
무한한 빛의 공간

*김상운, 『왓칭2』, 182쪽에서 수정 인용

빛의 미세한 입자들로 육체를 샤워하고 있다고 생각하라. 순수의
식의 빛으로 그대의 몸을 보호하고 있다고 생각해도 좋겠다. 이러
한 초월명상을 통해 그대는 그대의 순수의식(청정한 본성)을 회복할
수 있다. 그렇게 되면, 그대는 순수의식으로 생각하고 판단하고
행동하는 순수의식이다. 순수한 빛의 공간, 텅 빈 빛의 공간, 무한
한 빛의 공간이 바로 그대가 되는 것이다.

　이게 뭐지? 라고 수시로 물어보라. 순수의식이다. 무엇이 듣고
있지? 순수의식이다. 무엇이 냄새 맡고 있지? 순수의식이다. 아름
다운 음악과 상쾌한 공기, 산사의 풍경소리, 바람에 흔들리는 잎

<그림 16> 순수의식과 텅 빈 공간

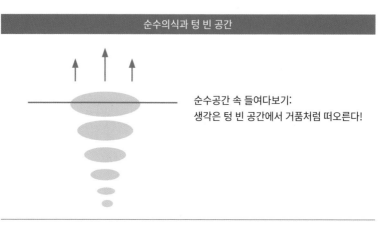

순수공간 속 들여다보기:
생각은 텅 빈 공간에서 거품처럼 떠오른다!

*김상운, 《왓칭2》, 318쪽에서 수정 인용

새, 졸졸 흐르는 개울가의 시냇물, 아기의 웃음소리, 행복한 느낌, 이 모든 것은 순수의식이다. 생각은 텅 빈 공간에서 기분 좋게 샘솟는다. 순수의식의 공간을 들여다보면 생각은 텅 빈 공간에서 거품처럼 떠오른다.[92] 순수의식의 무한한 공간 그리고 텅 빈 빛의 공간에서 그대의 존재는 확인되는 것이다.

VI

마음에너지와 본성에너지

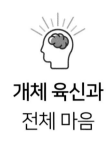

개체 육신과
전체 마음

다시 김상운 작가의 비유로 돌아가 보자.[93] 〈그림 17〉을 보자. 우리에게는 두 개의 몸(Self1과 Self2)이 있다는 것이다. 개체 육신과 전체 마음이다. 아주 좋은 표현이라고 생각된다.

육신과 같은 개체 나는 Self1이고, 순수의식과 같은 전체 나는 Self2이다. 개체에 갇혀 좁은 생각을 낼 때에는 Self1(개체 나)로 행동하고, 순수의식으로 돌아가 무한한 빛의 파동이 되면 Self2(전체 나)로 돌아간다. 내가 시야를 좁히면 개체 나(Self1)로 작아지고, 시야를 무한히 넓히면 전체 나(Self2)로 커지는 것이다. 평소에는 무한한 빛의 파동(Self2)으로 있다가 생각을 일으키면 입자(Self1)로 축소된다고 표현할 수도 있겠다.

육신(Self1)이 입자라면 마음(Self2)은 전체이며 파동인 것이다. 육신으로 움직이면 Self1이고, 마음으로 움직이면 Self2이다. 개체로 움직이면 Self1이고, 전체로 움직이면 Self2이다. 개체는 입자이고 전체는 파동이다.

〈그림 17〉 개체 육신(Self1)과 전체 마음(Self2)

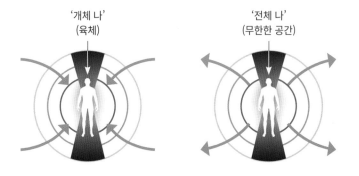

'개체 나'(Self1)와 '전체 나'(Self2)

내가 시야를 좁히면 '개체 나'로 작아지고, 내가 시야를 무한히 넓히면 '전체 나'로 커진다.

'개체 나'
(육체)

'전체 나'
(무한한 공간)

*김상운,『왓칭2』, 190쪽에서 인용

개체는 육체이고 전체는 영혼이다.[94] 하지만 문제는 둘 중 하나밖에 작동되지 않는다. "육체와 영혼은 늘 숨바꼭질한다. 육체가 눈을 뜨면 영혼이 잠들고, 영혼이 눈을 뜨면 육체가 잠든다. 육체의 욕망에 집착하면 영혼이 눈멀고 영혼의 실체를 깨달으면 육체의 욕망에서 멀어진다. 동시에 두 가지로 바라볼 수는 없다. 바로

VI

마음에너지와 본성에너지

상보성의 원리 때문이다."[95]

　김상운 작가는 다음과 같이 말한다. "내 모든 능력이 육체 속에 들어 있다고 믿는 사람은 육체의 한계를 벗어날 수 없다. 반면 '나는 우주만큼 무한한 존재'라고 바라보면 능력도 무한하게 쏟아져 나온다. 단순한 시각의 차이로 인생이 갈린다."[96] 관찰자 효과인 것이다.

　마음의 파동이 높은 사람이 성공한다. 이런 사람은 넓은 시야와 의식이 깨어 있는 사람이며, 마음의 파동 주파수가 높다. 또한, 마음의 파동이 높은 사람은 매력이 있다. 이런 사람은 높은 자존감과 참신한 셀프 이미지를 갖고 있으며 일상에서 깨어 있다. 파동이 높아서 사람을 끌어당긴다. 또한 주변 사람들을 화평으로 이끌며, 성공과 행복의 파동을 준다.

　마음의 파동이 높은 사람은 이렇게 생각한다.

　나의 마음은 무한하고 완전한 존재이다. 나는 육체의 한계에 갇혀 있지 않으며 보다 광활하고 무한한 존재이다. 나의 본모습은 빛이요 소리요 파동이니 완전한 생명체로 시공을 초월하여 움직인다.

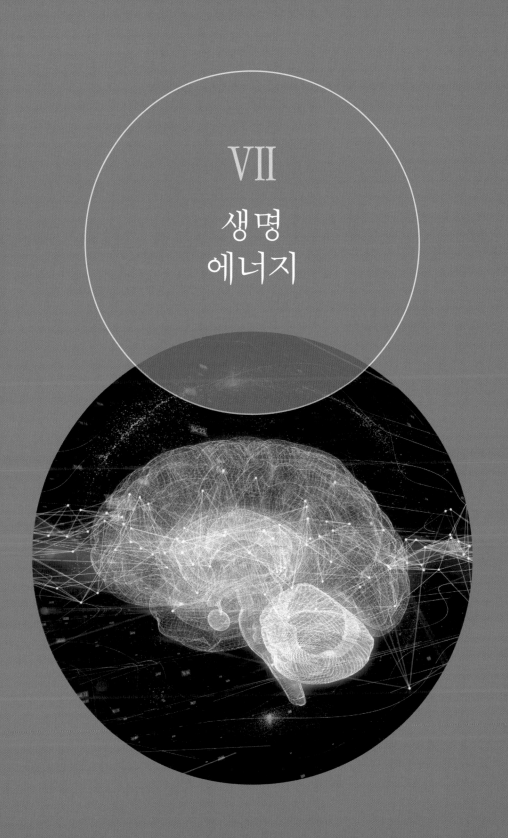

VII

생명
에너지

육체도 파동,
본성은 생명에너지

　우주도 진동하고 있지만, 우리의 육체도 파동으로 진동하고 있다. 그리고 그 본성은 생명에너지이다.

　우주가 파동에너지로 구성되어 있듯이 육체도 아주 작은 생명에너지들의 파동이다. 예를 들어, 우리 뇌 안에는 약 1000억 개의 뉴런이 있으며, 이 뉴런에는 약 1만 개의 시냅스가 있다. 또한, 뉴런과 뉴런 사이에는 축색돌기와 수상돌기라고 불리는 세포체들의 정보(신경전달물질) 교환 작용이 일어나는데, 이 말단의 생명에너지 교환 작용이 일어나는 곳을 축색돌기 끝에 달린 시냅스라고 부른다.

　시냅스와 수상돌기의 수용체 간에는 연결되어 있지 않고 미세

생명에너지

<그림 18> 신경전달물질의 메커니즘: 시냅스와 시냅스의 연결

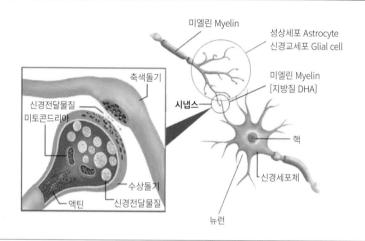

<그림 19> 생명에너지: 신경전달물질의 전달 메커니즘

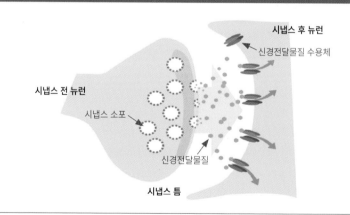

ⓒ BY 정지혜

한 간극이 존재하며, 시냅스의 끝부분을 확대해 보면 동굴처럼 구멍이 나 있고 거기에 미세한 신경전달물질의 화학반응이 일어나고 있다.[97] 즉, 시냅스 끝까지는 전기적인 신호로 전달되다가 끝에 가서는 화학적인 반응으로 생각과 감정에너지가 전달되는 것이다.

생명에너지

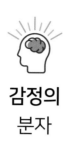

감정의
분자

미국 조지워싱턴 대학의 캔더스 퍼트C. Pert는 『감정의 분자 Molecules of Emotion』라는 기념비적인 책에서 감정의 파동이 어떻게 우리 몸에서 발생되는지에 대해 밝히고 있다. 우리 몸 세포의 시냅스와 시냅스 사이에는 틈이 있는데, '감정'이라는 마음의 분자들이 분출되면 상대편의 '수용체'에서 이들을 수용하는 과정을 거치면서 실제 감정이 발생하게 되는 것이다.

시냅스와 시냅스 사이에는 시냅스 틈이 있고 시냅스 전의 뉴런에서 나오는 마음의 분자들이 수용체에 전달되려면 그 둘 사이에는 정확하게 마음이 일치해야 한다. 열쇠와 열쇠구멍의 틈새, 혹은 지문인식처럼 비밀코드가 있어서 서로 일치해야 하는 것이다.

가령, 감정의 분자들로 이루어진 신경전달물질들이 아무리 많이 분출되어도 받는 쪽에서 수용체들이 이를 허용해 주지 않으면 하나도 전달되지 않는다. 캔더스 퍼트는 이를 빗대어 '감정분자들의 섹스'라고까지 불렀다. 감정의 분자가 담고 있는 신호를 수용체에서 받아들일 수도 있고 받지 않을 수도 있다는 뜻이다. 즉, 유전자 스위치를 켤on 수도 있고 끌off 수도 있는 것이다.

예를 들어, 화가 나고 짜증이 나며 불안하고 걱정이 많으면 그 감정은 코티솔cortisol과 같은 스트레스 호르몬을 만들게 되고, 코티솔은 감정의 분자로 작용하여 수용체에 그 감정의 신호를 전달하게 된다. 이때 우리의 수용체는 다른 믿음으로 이들을 거부할 수도 있다. 오히려 반대로 평화롭고 기쁘며 만족하고 행복한 감정으로 전환시킬 수도 있는 것이다. 그렇게 하면 세로토닌, 엔돌핀, 도파민과 같은 새로운 감정의 분자들이 방출되는 것이다. 이처럼 상황이나 조건에 따라 감정이 반응하는 게 아니라 받아들이는 주체의 느낌과 생각, 그리고 믿음에 따라 상황과 조건은 얼마든지 다르게 해석될 수 있는 것이다.

"감정은 우리 몸의 모든 세포에 영향을 미친다." 하버드대 의학 박사 디팩 초프라D. Chopra는 이렇게 말한다. "우리 몸의 세포들은 우리의 감정, 느낌, 믿음, 신념들을 쉬지 않고 엿듣고 있다." 그리

생명에너지

고 우리의 마음, 정신(파동)과 끊임없이 교류하고 있다.

이처럼, 이제 과학은 생각과 감정이 곧 파동에너지이며, 생각과 감정(파동)이 어떤 과정을 거쳐 물질(입자)로 구현되는지에 대한 마음의 메커니즘(원리)을 밝혀 주고 있는 것이다.

신경전달물질(Neuro-transmitter)

뇌를 비롯하여 체내의 신경세포에서 방출되어 인접해 있는 신경세포 등에 정보를 전달하는 일련의 물질을 일컫는 용어이다. 수십 종류가 발견되었으며 크게 아미노산류(아세틸콜린, 글리신, 아스파라진산), 아민류(도파민, 아드레날린(에피네프린), 노르아드레날린), 펩티드류(바소프레신), 지방산류(히스타민, 세로토닌) 등 4가지로 분류된다[네이버 백과사전].

우리는 지금 이 순간
생명에너지로 맥동하고 있다

인간은 가장 거친 물질적 파장으로 이루어진 육체肉體, physical body를 둘러싸고 미세한 파동들로 이루어진 네 겹의 몸인 에테르체生氣體, ether body, 아스트랄체幽體, astral body, 멘탈체心體, mental body, 인과체因果體, 直觀體, causal body를 가지고 있다.

에테르체ether body는 생기체(프라나체)라고 불리며, 우주의 기운이라고 불리는 프라나의 운반체이다. 안개와 같이 너울대는 파장으로서, 이는 육체의 사멸과 운명을 같이하는 층으로 육체에 속해 있는 생기체生氣体라고 한다.

아스트랄체astral body는 에테르체보다 더 정묘한 파동을 나르는

생명에너지

미세한 몸이며, 감정과 정서의 미세한 알갱이로 구성되어 있다.

멘탈체mental body는 아스트랄체보다 더 정묘한 파동으로 이루어져 있으며, 정신과 사고의 미세한 입자로 구성되어 있고, 인과체 causal body는 멘탈체보다 더 정묘한 파동으로 이루어져 있다. 따라서 아스트랄체는 감정과 정서에 대응되고, 멘탈체는 정신과 사고에, 인과체는 인식과 직관에 대응되는 몸이라고 할 수 있다.

<그림 20> 육신의 다차원적 구조와 마음의 본성(순수의식)

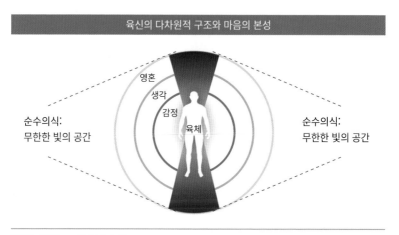

*김상운,『왓칭2』, 182쪽에서 수정 인용

우리의 감정, 생각, 영혼의 정보를 담고 있는 이들을 합쳐서 영체靈體 혹은 에너지體, energy body라고 부를 수 있다.[98] 육체보다 차원이 높은 이러한 미묘한 의식체意識體; subtle body들은 육체의 파동수보다

배수만큼 높은 파동수로 진동하고 있으며, 여러 생 동안 축적된 우리의 모든 개체 정보를 담고 있다.[99]

〈그림 21〉을 한번 살펴보자. 마음의 본성은 순수의식이다.

<그림 21> 마음의 본성: 순수의식

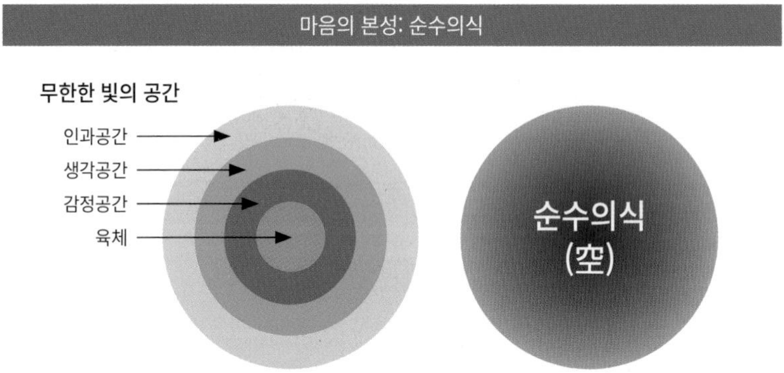

마음의 본성: 순수의식

무한한 빛의 공간

인과공간 ——→

생각공간 ——→

감정공간 ——→

육체 ——→

순수의식
(空)

우리의 운명을 가르는 기준은 본성에 대한 믿음이다. 본성은 순수의식이고 무한한 빛의 공간이다. 동일한 사건을 대하는 데 있어 어떤 사람은 육신에 갇힌 느낌과 생각으로 대응하고, 어떤 사람은 무한한 본성으로 바라본다. 여기서 느낌이 감정 공간이며, 이어서 즉각적으로 반응하는 것이 생각 공간이다. 감정 공간과 생각 공간을 넘어 무한한 빛의 공간이 있다. 그것이 우리 마음의 본성이다. 자신의 영혼을 좁은 육신의 시각으로 바라보면 육신이 내 능력의

VII

생명에너지

한계가 되며, 무한한 본성으로 바라보면 육신 밖의 무한함과 완전함이 내 능력이 되는 것이다.[100]

우리 육신은 최첨단 전자현미경으로 확대해서 관찰한다면 하나의 에너지 장으로 이루어진 파동으로 귀결된다. 육신은 세포로 구성되어 있고, 세포들은 다시 분자로, 분자들은 다시 원자로 이루어져 있다. 원자핵과 핵 사이 그 빈 공간 속에서 활동하는 극미의 전자와 광자들은 입자라기보다는 파동이며, 물질이라기보다는 이미 마음(정신)이다.

'마이크로렙톤'이라고 불리는 마음입자(정신질료; mind-matter, mind-energy)들인 이 극미의 미립자들은 끊임없이(빛보다도 더 빠른 속도로) 원자핵과 원자핵 사이의 빈 공간을 맥동하며 정보 에너지를 교환하고 있다. 지地, 수水, 화火, 풍風으로 이루어진 우리의 물질적인 육신(분자적인 육신)은 죽음이 있어도, 세포 속에서 활성화된 생명에너지인 마음은 죽음이 없다. 탄생한 적이 없는 우주의 생명에너지이므로 죽음도 없다. 불생불멸인 것이다.

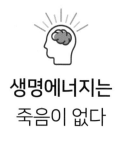

생명에너지는
죽음이 없다

인간의 몸은 사실은 의식에너지로 이루어진 중첩된 파동에너지체이다. 우리의 두뇌는 3차원 현상에 초점을 맞추고 있어서 의식현상을 3차원 홀로그램으로 재생시키는 역할을 하고 있어 우리는 몸을 3차원으로 착각한다. 하지만 사실은 사실은 우주에 존재하는 모든 물질들은 그 자체의 활동지점에서 방사되거나 흡수되는 파동들의 중첩된 무늬들로 이루어진 파동연속체Wave-Continuum이다. 이 파동연속체를 구성하고 있는 가장 작은 입자들은 마이크로렙톤Microlepton이라고 불리는 생명에너지들이다.

우리의 육체는 입자보다 더 미세한 마음의 파동들이 감싸고 있는데, 안에서부터 순서대로 에테르ether체, 아스트랄astral체, 멘탈

생명에너지

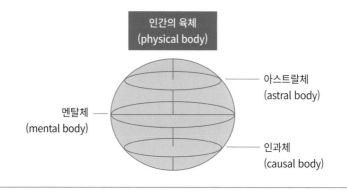

mental체, 그리고 인과causal체이다. 이들은 중첩된 파동에너지들이며, 순수한 '빛'들로 이루어진 마음 에너지 장field이다.

그런데 여기서 놀라운 사실 하나가 있다. 마음은 생명에너지로서 죽음이 없다는 것이다. 즉, 우리의 육신은 나이가 들면 죽음이 있어도 생명에너지는 죽음이 없다. 이것이 우리 마음의 본성이다. 불생불멸不生不滅과 부증부감不增不減인 것이다.

마이크로렙톤장lepton soul이라고 불리는 이 영혼체는 자신이 평생 살아가면서 체험한 사실들을 정보로서 담게 된다. 불교에서 말하는 마음, 혹은 제8식 아뢰야식으로 이해해도 좋을 것이다. 모든 정보를 담고 있어서 장식藏識이며, 윤회를 통해 파괴되지 않기에 무몰식無沒識, 혹은 여래와 부처가 될 수 있는 불성과 진여의 마음을 담고 있기에 여래장如來藏이라고 부른다. 불경에는 "모든 것들은 모든 것 속에 있다"라는 표현이 있는데, 이는 실로, 우주의 모든 것들은 진여의 마음 안에 모두 들어 있다는 것을 의미한다.

에너지 장 (Energy-Field)

에너지 장은 그림의 형태로 표현되며 사람의 내면의 무의식 정보들을 드러내 보여 주는 특성을 지닌다. 우리는 내면의 영적 에너지가 물질화되어 드러난 존재이다. 인간의 영적 에너지장은 기본적으로 인체를 중심으로 주변을 두르고 있다. 인간은 순수한 본원적 상태에서는 원형의 건강한 에너지장을 띠고 있으나, 과다한 욕심, 미움, 질투, 성냄, 분노 등의 부정적 감정과 생각을 비롯하여 과거 삶에서의 카르마 등의 결과로 인해 여러 가지로 일그러지고 왜곡된 형태의 장(morphic field)을 띠게 되고 부정적 에너지를 불러들여 자신을 망치게 된다(네트워크 마케팅 예거그룹).

생명에너지는
우주 허공에 꽉 차 있다

뉴턴 물리학에서는 우주의 허공은 텅 비어 있다고 생각했었는데, 양자물리학에서는 우주의 허공은 비어 있지 않고 "영점장"에너지zero-point field energy로 꽉 차 있다는 것을 밝히고 있다. 우주 존재의 가장 근원에 가면 마음의 입자(파동에너지)들로 꽉 차 있으며, 이들이 끊임없이 모여서 창조, 생성, 소멸로 요동치는 에너지 장energy field이 있는데, 이를 영점장zero-point field이라고 부른다.

영점장 (zero-point field)

양자물리학의 주요 개념으로 영점장(zero-point field)이 있는데, 이는 측정 한계를 벗어난 극미의 미립자 세계에 존재하는 우주의 근원적인 통합장을 말한다. 말하자면 창조에너지의 소스 필드(source field)이다.
바탕 전자기장(electro-magnetic field)으로, 마이크로렙톤(microlepton)이라고 불리는 극미의 미립자들이 무수히 많은 입자와 반입자들을 생성, 소멸시키면서 요동치는 에너지 장이라고 할 수 있다.

양자물리학의 또 다른 주요 개념으로 비국소성(non-locality) 원리가 있는데, 이는 우주의 본질적 바탕은 공간적으로뿐만 아니라 시간적으로도 하나의 장으로 연결되어 있다는 것을 말한다. 이 역시 영점장(zero-point field)과 연계된 개념으로서 영점장(zero-point field)에서 측정할 수 없을 정도로 빨리 요동치는 마이크로렙톤(Microlepton)들 사이 정보의 연결고리를 설명해 주며, 한 쌍(pair)의 광자는 우주 끝에서 다른 끝까지 하나로 연결되어 있음이 실험으로 증명되었다.

세계적인 물리학자 이스카코프Iskakov 박사는 이를 마이크로렙톤장Microleptons이라는 새로운 이론으로 제시했다.[101] 그리고 이를 수학공식으로도 보여 줬는데, 우주의 가장 근원적 생명에너지는 3차원의 평균적 포톤photon 하나 속에도 8×10^{21}이나 되는 극미의 미립자unit들이 끊임없이 전방위적으로 맥동하는 극단적으로 가벼운 극미 미립자들이라는 것이다.

이들은 전자나 광자보다 훨씬 가벼우며, 우주상에 존재하는 어떤 물체 속이라도 자유로이 드나들 수 있는 파동에너지들인데, 원자핵 안의 공간이 이들에게는 너무나도 광활한 공간이라고 할 정도라고 하니 얼마나 미세한지 짐작할 수 있을 것이다. 바로 이들이 우주의 근원이며 우주창조의 신성한 질료들인 것이다.

VII

생명에너지

이러한 영적 에너지는 단순한 기氣에너지와는 다른 것이다. 영靈에너지는 기氣보다 더 차원이 높고 미묘한 근원계로부터 오는 파동의 생명에너지이다. 이들은 가장 극미하고 정묘한 파동의 빛 에너지로서 백회가 열린 사람에게 들어온다.

이들은 거시적 차원에서 파동波動의 원리와 인과因果의 원리를 보여 주는 한편 미시적 차원에서 마음이 죽지 않는 생명에너지임을 증명해 주고 있다.[102]

215

마음의 본성은 생명이며 완전체이다. 무한하며 시공을 초월하여 움직인다. 생명에너지이며 근원으로부터 오는 영적인 에너지이다. 빛이며 소리이며 파동이라고 비유할 수도 있겠다. 물론 이때의 빛은 외부로부터 오는 태양광선이 아니라 내면의 근원으로부터 오는 영적인 빛이며 파동이다. 물리적 빛과는 다른데, 우리 내면의 원자핵들의 해방으로부터 오는 근원에너지들의 광휘와 폭발력이란 물리적 광선과는 비교할 수 없는 것이기 때문이다.

티벳 고승들은 내면으로부터 오는 근원적 빛을 리그파의 광휘라고 불렀다. "만약 그대가 생각이 떠오르자마자 그것의 참된 본성을 인식할 수 있고, 그 생각을 좇아가지 않고 본성에 머무를 수 있다면, 그리하여 과거의 생각은 이미 지나가고 미래의 생각은 아직 떠오르지 않을 그 짧은 틈에 현재 순간을 인식할 수 있다면, 신선하고, 숫처녀 같고, 한 터럭만큼의 개념도 찾아볼 수 없고, 빛나는 있는 그대로의 의식, 그렇다, 바로 그것이 리그파의 찬란한 빛, 리그파의 광휘이다."[103]

VII

생명에너지

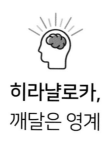

히라냘로카,
깨달은 영계

최근 스티브 잡스의 아이패드에 저장된 단 한 권의 책이라고 해서 더욱 유명해진 책이 있다. 바로 『요가난다, 영혼의 자서전』이다. 전 세계 600만 독자들의 밤을 밝힌 정신세계의 고전이라고 하는데, 여기에는 요가난다가 그의 스승 스리 유크테스와르와 다시 만나는 장면이 실감나게 나온다. 스리 유크테스와르가 부활해서 다시 나타난 장면이다.[104]

그렇다, 나의 아들아. 나는 그 몸과 같다. 피와 살이 있는 육신이다. 나는 이를 에테르로 보지만 네 눈에는 분명 물질로 보일 것이다. 나는 네가 꿈의 세계에 속하는 푸리의 꿈의 백사장 아래 묻었던, 우주의 꿈이 만든 그 육신과 똑같이 우주

217

원자들로 완전히 새로운 몸을 창조해 냈다. 나는 진실로 부활한 것이다. 지상이 아닌 영계의 행성astral planet에서 말이다. 그곳에 사는 사람들은 이 지상의 인류보다 훨씬 더 나의 이념과 이성을 훌륭하게 만족시켜 주고 있다. 너와 네가 사랑하는 높은 차원의 영혼들도 언젠가 거기서 나와 만나게 될 것이다. … 그곳은 히라냘로카, 즉 '깨달은 영계'라고 부른다. 나는 거기서 진보된 존재들이 영적인 업을 소멸시켜 영계의 윤회에서 벗어나 해방을 얻을 수 있도록 도와준다. 히라냘로카에 거주하는 자들은 영적으로 고도의 진보를 이룩했다. … 히라냘로카에 거주하는 자들은 이미 일반 영계를 통과한 상태인데, 히라냘로카의 거주자들은 일반 영계에서 자신의 과거 행위와 관련된 수많은 카르마(업)의 씨앗들을 없애 버린 상태이다. 진보된 수행자들만이 영계에서 그와 같은 구원 작업을 수행할 수 있다. 이들 고차원 존재들은 영체에 깃든 모든 업의 자취들을 깨끗하게 정화하고 자신의 영혼을 완전히 해방시켰다. 그리고 영계의 천상인 히라냘로카에 새로운 영체로 다시 태어난 것이다. 그런 존재들을 돕기 위해 내가 바로 그곳에 머물러 있다. 또한 히라냘로카에는 보다 차원이 높고 미묘한 근원계로부터 온 고도로 진보한 존재들도 있다.

장엄한 우주의 스케일과 심오한 영성을 담은 내용이다. 마음의

VII

생명에너지

본성은 생명이며 완전체이다. 무한하며 시공을 초월하여 움직인다. 그리고 영원히 살아 있는 생명이다. 이처럼 우주는 생명에너지로 가득 차 있으며, 무한한 사랑, 지혜, 권능으로 충만해 있다. 또한 우리의 본성은 육신에 국한되는 작은 존재가 아니라 이처럼 무한하고 완전한 생명이다.

마음의 본성(1): 생명에너지의 파동

인간의 육신은 하늘과 땅의 결합이다. 육신은 영양소라는 비금속물질과 미네랄이라는 금속물질의 합성으로 구성되며, 여기에 '프라나'라는 하늘의 미묘한 생명에너지가 들어가 영혼활동이 가능하게 된다. 요가난다는 다음과 같이 말했다. "깨치지 못한 사람의 경우에는 영혼이 호흡을 통해 생명의 물결(파동에너지)을 전해 주지 않으면 어떤 활동도 할 수 없다는 사실을 알지 못한다. 영혼으로부터 나오는 생명의 전류가 숨을 통해 육체로 전달되어 인간의 창조활동을 할 수 있는 것이다. 무지한 사람은 그러한 사실을 간과하고 자신을 육체의 형상과 동일시하는 어리석음에 빠지는 것이다."[105]

이처럼 생명에너지는 모든 입자 속에 파동의 형태로 맥동한다. 하나의 완전한 생명체들이며, 빛과 소리와 진동으로 존재한다. 양자의식의 바다 속에서 생명파동을 이루는 것이다. 우주의 가장 작은 에너지 단위이면서 동시에 전체로 맥동하는 완전한 파동체이다. 우주 속에서 끊임없이 맥동하며 한 세포 속에서, 그리고 한 광자 속에서 율동하는 어마어마한 분량의 빛 입자이자 파동이다. 우주를 전 방위적으로 순환하며, 지금 이 순간에도 오묘한 빛과 소리 진동으로 현현하고 있는 것이다.

이를 프리쵸프 카프라는 "우주의 무도舞蹈" "입자와 파동들의 현현顯現"이라고 표현했다. 불경에서는 "일미심중 함시방一微心中 含十方"이라고 했다. 대우주 속에 소우주가, 소우주 속에 대우주가, 프랙탈fractal과 홀로그램hologram의 구조 속에서 파동들 간의 간섭과 동조의 무늬를 그리면서, 중중무진重重無盡의 웅장한 화엄세계를 연출해 내고 있는 것이다.

프랙탈(Fractal)

부분이 전체를 닮는 자기 유사성(self-similarity)과 소수(小數)차원을 특징으로 갖는 형상을 일컫는다. 전체는 부분들의 합으로 이루어져 있으나, 그 하나하나의 요소들은 전체의 모습을 투영하고 있는 형상을 말한다[네이버 백과사전].

VII

생명에너지

홀로그램(Hologram)

홀로그램은 영상을 빛으로 구현한 3차원(3-D)의 영상으로서, 실물과 똑같이 입체적으로 보이는 사진이다. 이는 홀로그래피의 원리를 이용하여 만들어지며, 입체상을 재현하는 간섭 줄무늬를 기록한 매체이다[네이버 백과사전].

광자(光子, Photon)

물질은 파동성과 입자성 두 가지 성질을 지니고 있다. 파동의 성질로 본다면 빛은 전자기파에 해당하며, 입자의 성질로 볼 때 광자(광양자)로 명명한다. 광자 한 개의 에너지는 플랑크상수(h)에 빛의 진동수(v)를 곱한 값, 즉 hv이고, 운동량은 hv/c(c는 진공에서 빛의 속도)이다[네이버 백과사전].

마음의 본성(2): 변하는 것 속에서 변하지 않는 근본

우주는 자연의 법칙을 따라 질서정연하게 움직이면서 정해진 법칙에 따라 끊임없이 변하고 있다. 하지만 그 변화는 형상의 변화일 뿐 근본은 변하지 않는 것이다.

청정한 본성의 마음은 변하지 않는 것이다. 본성의 마음에서 영혼도 나오고 본성의 마음에서 하늘, 땅, 사람 모두가 나왔다. 변하는 것 속에서 변화하지 않는 근본을 발견하는 것, 그것을 깨달음이라고 한다. 본성의 마음은 변하지 않는다. 그것은 근본이기 때문

이다. 이것을 아는 것이 진정한 깨달음이다.[106]

사람은 코로 하늘을 숨 쉬고 입으로 땅을 먹는다. 코로 공기가 들어오고 입으로 음식이 들어온다. 코로 산소가 들어오고 입으로 영양소가 들어와 내 몸에서 만난다. "인중천지일人中天地一"이다.[107] 내 몸에서 천지가 만나 하나가 된다. 그리고 변화한다. 끊임없이 화학작용을 일으키면서 변화하지만 내 정신의 근본은 변하지 않는 것이다.

『요가난다, 영혼의 자서전』을 다시 보자. 요가난다가 마음의 본성에 합일하여 깨닫는 장면이 잘 묘사되어 있다.[108]

> 육체는 마치 죽은 사람처럼 정지되었지만 의식은 어느 때보다 선명하게 깨어 있었다. 그리고 의식은 육체에서 벗어나 주위의 모든 사물로 확장되었다. … 드넓은 대양과도 같은 기쁨이 고요하고 가없는 내 영혼의 바닷가에서 파도쳤다. 신의 영혼은 무한한 기쁨 자체이며, 그 몸은 무수한 빛으로 이루어져 있다는 것을 알았다. … 부드러운 광채를 발하는 대우주가, 마치 멀리 보이는 밤의 도시처럼 무한한 존재의 내면에서 반짝였다. … 그곳에서 나는 영원히 꺼지지 않을 부드러운 광채를 보았다. 그것은 도저히 인간의 언어로 표현할

VII

생명에너지

수 없는 신비한 것이었다. … 성스럽게 펼쳐진 광선 다발은 영원의 원천으로부터 쏟아져 나와 불꽃을 일으키며 은하들이 되었다가 이루 형언할 수 없는 오라aura가 되었다. … 나는 계속해서 창조의 빛줄기들이 성운으로 뭉쳐졌다가 투명한 불길의 얇은 판으로 녹아드는 모습을 보았다. 주기적인 회귀작용에 의해 수십조의 세계가 미묘한 광채가 되고, 그 불은 다시 창공이 되었다. 나는 그때서야 최고천最高天의 중심이 내 가슴속에서 직관적으로 지각할 수 있는 한 점이라는 사실을 깨달았다. 빛나는 광휘는 나의 중핵으로부터 우주적 파동의 구석구석으로 뻗어 나갔다.

　장대한 대우주의 스케일과 심오한 철학과 영성을 담은 내용이다.[109] 우주의 근원과 합일한 영혼의 순수성과 빛나는 광휘, 그리고 무한한 빛의 입자로 이루어진 순수의식과 청정한 본성에너지를 잘 보여 주고 있다.

마음의 본성(3): 순수하고 무한한 빛의 입자

　대우주와 소우주의 밀접한 상호 연계 속에서, 소우주로서의 나는 이러한 대우주의 본성을 어떻게 내 것으로 만들어 참다운 지혜를 발현할 것인가? 그리고 어떻게 하면 나의 청정한 본성에서 나오는 완전한 자유와 기쁨을 구현할 수 있을 것인가?

본성의 세계에서 우리는 완벽해진다. 본성에서 무심과 하나 될 때 우리는 강건하고 온전해지며, 순수하고 무한한 빛의 입자로 변화하는 것이다. 우리의 영혼이 텅 빈 빛의 공간과 하나가 되면서 순수함과 광활함, 빛나는 파동, 완전하고 드넓은 인식으로 깨어나는 것이다. 우리의 마음이 청정한 본성과 합일할 때 우리의 정신은 완전한 인식구조로 깨어나고 무한하고 빛나는 순수의식과 하나가 되는 것이다.

공부를 하다 보면 영혼이 본성에너지와 하나로 합일하는 순간이 온다. 공부가 지식이 아닌 기氣에너지의 성스러운 파동이 되어 내 몸과 마음에 놀라운 연금술적인 변화를 일으킨다. 문제는 그때까지 참고 묵묵히 놀라운 노력을 경주할 수 있겠는가 하는 것이다.

그대는 강인한 신념이 있는가? 진리에 대한 굳건한 믿음이 있는가? 자신의 청정한 본성과 합일하는 그날까지 참을 수 있겠는가? 참고 인내하며 묵묵히 놀라운 노력만을 경주할 수 있겠는가?

자, 그렇다면 이제는 마음의 청정한 본성이 지니는 본성에너지의 특성에 대해서 알아보기로 하자. 그것은 1) 마음의 가장 강력한

VII

생명에너지

파동, 2) 마음의 맑은 정화, 3) 마음의 집중력, 창의력 및 관용의 폭으로 구성되어 있다.

본성에너지(1): 마음의 가장 강력한 파동

본성에너지는 마음의 근저에서 분출되는 가장 강력한 파동이다. 그것이 내 몸과 마음에서 시현될 때 우리는 강력한 힘을 갖는다. 우리는 이러한 본성에너지를 송과체 수련을 통해 만날 수 있다.

본성에너지는 생명에너지이다. 생명에너지의 특성은 기쁨과 자유이다. 편안함과 광활함이다. 사랑과 자비이며, 지혜와 힘이다. 이러한 본성에너지는 생명의 본성을 만날 때에야 비로소 발현하는 기운이다.

우리의 본성은 자유, 건강, 기쁨, 행복, 풍요와 같은 긍정적 파동으로 이루어져 있다. 청정한 본성에 대한 확고한 믿음을 토대로 행동할 때 현실은 실제로 그러한 것들을 끌어당기게 된다. 우리의 생각이나 느낌들도 마음의 파동들이다. 생각, 느낌, 믿음을 긍정적으로 갖게 될 때 우리는 청정한 본성에 한 걸음 더 다가갈 수 있게 된다.

하지만 이와는 반대로 우리 마음이 일그러진 렙톤들, 말하자면 좌절, 절망, 비탄, 우울, 빈곤과 같은 부정적 파동들과 가깝다면 우리의 운명은 불행하게 될 것이다. 우리는 앞에서 "믿음이 바뀌면 삶이 바뀐다," 그리고 "말이 씨가 된다"는 주제를 다룬 바 있다. 우리의 마음의 파동이 곧 현실을 창조하는 것이다.

본성에너지(2): 마음의 맑은 정화

본성에너지는 마음의 맑은 정화를 가능하게 한다. 본성에너지를 접하게 되면 무의식의 정화가 가능하게 된다.

마음의 상태는 자신의 현실을 반영하는 거울이다. 또한 현실은 마음이 믿는대로 실현된다. 뇌간에 접속하여 무의식을 모두 정화하게 되면 청정한 본성을 만날 수 있다. 또한, 본성과 합일하는 순간 우리 마음은 모두 정화되는 것이다.

불교의 화두선 역시 마찬가지 원리이다. 불교에서는 본성 자리를 보는 것을 견성이라고 하는데, 견성은 무의식이 정화되어야 가능하다. 화두나 의심이 자신의 심두心頭에서 한순간도 떠나지 않도록 일념一念이 되면 번뇌 망상이 사라진다. 더 나아가 무의식까지 모두 정화되었을 때 청정한 본성 자리는 저절로 드러나게 되는 것

생명에너지

이다.

한때 선풍적 인기를 끌었던 시크릿secret이나 끌어당김law of attraction, 그리고 언명의 법칙law of dictation 역시 마찬가지이다. 무의식이 정화될 때 끌어당김이나 유인력誘引力도 더욱 선명해지고 강력해지는 것이다.

언명의 법칙(Law of Dictation)

언명에는 놀라운 힘이 있다는 법칙. 즉 자신이 말이나 글로써 의사나 태도를 명확하게 선언하고 다짐하면 그 말대로 이루어진다는 법칙이다.

끌어당김의 법칙(Law of Attraction)

"긍정적인 것이든 부정적인 것이든, 나의 삶은 내가 에너지를 쏟고 주의를 기울이는 대상을 자연스럽게 끌어당긴다."는 법칙이다. 다시 말해 "당신이 무언가를 간절히 원할 때 온 우주는 당신의 소망이 실현되도록 도와준다."는 법칙이다. 물질계에 중력의 법칙이 존재하는 것처럼 인간의 정신계에도 하나의 법칙이 존재하는데 그 법칙이란 바로 '끌림의 법칙'이다[마이클 로지에, 『끌어당김의 법칙』].

본성에너지(3): 마음의 집중력, 창의력 및 관용의 폭

본성에너지는 마음의 집중력, 창의력과 관용의 폭을 강화시킨다.

뇌파진동이나 명상이 깊어지면 우리의 의식은 신피질과 구피질을 넘어 뇌간의 영역으로 들어가게 된다. 그리고 그곳에서 우리의 청정한 본성에너지를 만나게 된다.

본성에너지는 고요한 침묵과 평화로운 진동의 세계이다. 그대가 본영의 영역으로 들어가 고요와 침묵 속에 머무른다면 그대의 의식은 깊이 정화될 것이다. 그때 그대는 학문이나 창작에서도 수많은 영감이나 번뜩이는 아이디어를 얻게 된다. 뜻하지 않은 직관들이 떠오르는가 하면 새로운 발상이나 놀라운 발견들도 많이 얻게 된다.

이는 우리의 지능이 본질적으로 우주의 무한지능infinite intelligence과 연결되어 있기 때문이다. 따라서 본성과의 만남은 일념과 몰입하는 힘을 키워 주므로 두뇌의 집중력, 창의력, 관용의 폭을 증대시켜 준다.

첫째, 두뇌의 집중력이 강화된다. 일념으로 한 가지 생각을 집

생명에너지

중하는 힘을 기르게 되므로 두뇌의 집중력이 제고된다. 이는 몰입(沒入)의 원리와 같은 이치이다.

둘째, 두뇌의 창의력이 증대된다. 일념으로 한 가지 생각을 집중하는 힘을 기르게 되므로 두뇌의 창의력이 제고된다. 우리의 대뇌 신경세포의 뉴런과 뉴런들을 연결시키면서 그 영역들 간에 활성화가 밀도 높게 이루어지게 된다.

셋째, 타인에 대한 관용의 폭이 넓어질 수 있다. 일념으로 한 가지 생각을 집중하게 되면 잡다한 잔 고민 혹은 생각들이 떨어져 나가게 된다. 이는 신경세포 속에 존재하는 극미의 미립자 차원의 신경전달물질까지 조절할 수 있는 힘을 길러 주게 된다. 무의식 수준의 신경전달물질들이 모두 정화되면 우리의 본성이 드러나고, 우리의 청정한 본성은 광활함, 열림, 섬광과 같은 직관, 지혜, 기쁨, 평화와 같은 특징들을 지니고 있다. 그렇게 되면 강력한 본성의 파동(힘)으로 인해 미움, 증오, 원망, 시기, 질투, 우울과 같은 부정적 파동들(가령, 사랑하는 마음, 행복한 마음, 존중하는 마음, 감사하는 마음 등과 대칭)은 모두 소멸하게 된다.

<그림 23> 마음정화의 힘: 집중력, 창의력, 관용의 폭 증대

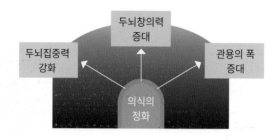

우리 몸에서 긍정적 파동들이 힘을 발휘하기 시작하면 마음뿐만 아니라 우리의 몸과 세포의 전자기적 상태까지 바꾸게 되어 우리의 몸은 그 전의 상태와는 근본적으로 달라지게 된다. 이를 영적 기전起電의 변화라고 부르며, '몸의 열림' 이라는 변화를 통해 빛의 몸光子體을 실현할 수도 있다.

이제 빛과 에너지가 중요한 세상이 되었다. 점점 더 맑고 투명한 정신을 가진 사람이 더 큰 리더십을 발휘하는 세상이다. 여기에 인성교육의 중요성이 있으며, 따라서 다양한 형태의 전인교육이 필요한 시점이라고 하겠다.

VII

생명에너지

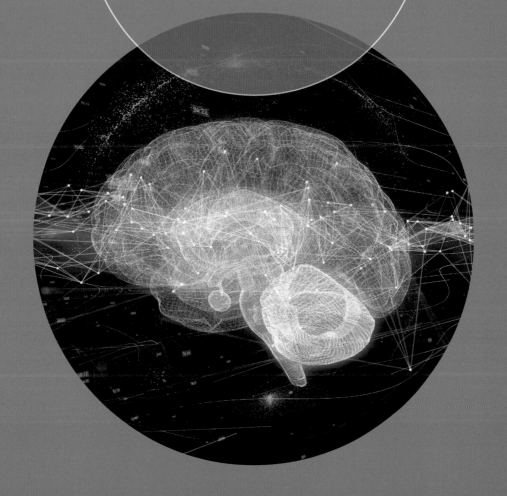

VIII

내면의 확신에 이르는
창조적 제언

내면의 확신에 이르는
창조적 제언

여기에서는 마음을 정화하고 강화하여 내면의 확신에 이르는 창조적 제언creative tips에 대해 제시하고자 한다.

창조적 제언(1): 강한 확신

먼저 강한 확신이 필요하다. 우리는 깊고 강한 믿음을 확신이라고 부른다. 긍정적이고 강한 믿음이 잠재의식에 각인된 사람은 무슨 일이든 성공한다. 이러한 믿음과 확신이 인생의 성공을 가져오는 것이다.

고요한 곳에 머물라. 마음을 조용하게 가라앉게 하고 그대의 깊은 본성이 순수의식임을 알라. 바깥 현상들은 내부 의식의 반영이니 그대 내면이 강한 확신으로 변하면 그대는 성공하게 되는 것이다. 내면의 태도 변화는 마음의 변화를 동반하고 그대의 마음이 강한 확신으로 가득 차면 외부 상황과 관계없이 그대는 완전하고 건강해지면 풍요로운 결과를 성취할 수 있게 된다. 어떤 고난과 시련에도 굴하지 않고 긍정적인 확신으로 성공하게 되는 것이다.

모든 성공의 비결: 강한 확신

사실은 이것이 모든 성공의 비결이다. 먼저 그대는 단순한 육체가 아님을 알라. 그대는 육체라는 물질과 정신이라는 비물질로 이루어진 존재이다. 그대의 정신은 육체의 컨트롤 타워이다. 그대의 정신이 강한 확신으로 가득 차고 육체를 이끌고 갈 청사진으로 무장되어 있다면 그대의 육체는 정신을 따른다. 그대의 뇌, 심장, 세포까지도 그대의 정신을 따르게 되어 있다. 그러므로 정신이 강하고 긍정적인 확신(블루칩)으로 무장된 사람은 언제나 승리하는 것이다. 마음이 강한 확신으로 무장된 사람은 강력한 자석처럼 주변의 모든 기회, 사람, 가능성을 끌어당기며, 결국에는 스스로를 성공으로 이끈다.

따라서 다음 사항을 기억해 두고, 틈나는 대로 수련을 해 두자.

- 고요한 곳에 머물라.

- 마음을 고요히 하라. 텅 빈 마음속에 분명한 알아차림이 있음을 인지하라.

- 그것이 그대의 순수의식이니 그것이야말로 그대의 참모습이다.

- 깊고 강한 확신이 그대를 변화시킨다.

- 그리고 마침내 그대의 참모습까지도 발견하게 해 줄 것이다.

<그림 24> 창조적 제언(1): 모든 성공의 비결: 강한 확신

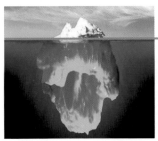

깊은
변화

10% 현재의식

- 고요한 곳에 머물라.
- 마음을 고요히 하라. 텅 빈 마음속에 분명한 알아차림이 있음을 인지하라.
- 그것이 그대의 순수의식이니 그것이야말로 그대의 참모습이다.
- 깊고 강한 확신이 그대를 변화시킨다.
- 그리고 마침내 그대의 참모습까지도 발견하게 해 줄 것이다.

창조적 제언(2): 뇌간의 망상피질활성계

우리 뇌간Brain Stem에는 망상피질활성계RAS, Reticular Activating System라고 불리는 신경다발이 있다. 그것은 기본적으로 외부로부터 들어오는 무수한 정보를 여과시키는 장치인데, 그대의 염원이 그곳에 정확히 각인되면 그대의 목표는 달성되고야 만다. 21일간 그대의 염원이 지속된다면 그곳에 각인될 것이다.

창의성의 원천: 긍정적이고 즐거운 마음

한편 창의성의 원천은 긍정적이고 즐거운 마음을 갖는 데 있다. 그대의 잠재의식이 고민과 스트레스로 가득 차 있는 동안에 창의성이 발현될 리 없다. 따라서 이 순간 그대가 그대 자신에게 물어야 할 질문은 1) 그대는 긍정적인가?, 2) 지금 기쁜가? 3) 지금 몰입하고 있는가? 4) 그대는 창조적인가? 이다.

<그림 25> 창조적 제언(2): 창의성의 원천: 망상피질활성계(RAS)

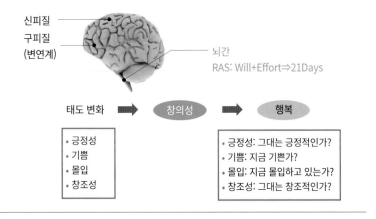

창조적 제언(3): 차단과 몰입

성공한 사람들의 마음가짐은 차단과 몰입 즉, Block+Deep이다. 외부의 스트레스로 가득 찬 잡음이나 신호들을 차단하고 최대한 몰입과 집중 상태에 돌입하는 것이다. 그것은 하버드 생들의 성공 방정식으로 입증된 공식이다.

마음을 분주하고 시끄러운 잡념으로부터 최대한 해방시키라. 고요한 곳에 머물고 고도의 집중과 몰입 상태로 들어가라. 어떤 분야이든 성공한 사람들의 비결은 자신의 분야에서 최고의 집중과 몰입 상태를 이루었다는 점을 기억하자.

그대의 마음이 고요하고 텅 빈 곳에 머물면 분명하고 깨끗하며 순수한 알아차림이 인식될 것이니 그것이 그대의 순수의식이며

<그림 26> 창조적 제언(3): Block+Deep: 외부소음을 차단하고 고도의 집중과 몰입에 들어가라

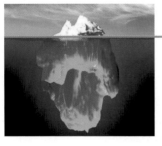

깊은
변화

10% 현재의식

90% 잠재의식

내면의 확신에 이르는 창조적 제언

참 자아이다.

창조적 제언(4): 의문형 긍정 확언

의문형 긍정 확언을 기억하자. 의문형 긍정 확언은 그대의 마음을 긍정적 확신으로 가득 차게 만들어 주는 매우 강력한 방법이다. 우리의 뇌는 질문에는 답을 찾으려는 특성을 가지고 있다. 이러한 특성을 이용해서 의문형 확언을 던지는 것이다. 암시나 긍정 확언이 좋다는 것은 한 번쯤 들어 보았을 것이다. "나는 매일 매일 좋아지고 있다." 혹은 "나는 참 운이 좋은 사람이다."라고 매일 긍정확언을 하게 되면 우리의 잠재의식이 강한 확신으로 가득 차게 되고 그것은 성공을 불러온다는 점은 임상적으로 이미 증명되었다. 심리학자 에밀 쿠에Émile Coué의 자기암시법은 매우 유명하다. 하지만 때로 암시가 자신의 잠재의식과 충돌하게 된다면 효과는 반감된다. 따라서 자기비판의 가능성이 낮은 의문형 확언을 던지는 것이 더욱 효과적인 것이다.

따라서 다음 사항을 기억해 두고, 틈나는 대로 수련을 해 두자.

- 왜 나는 완전하고 건강하지?
- 왜 나는 완전하고 성공하지?

- 왜 나는 점점 부유해지고 풍요롭지?

- 왜 나는 행복하고 매력적이지?

<그림 27> 창조적 제언(4): 의문형 긍정확언을 제기하라

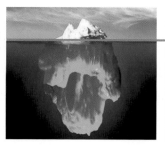

깊은
변화

10% 현재의식

- 왜 나는 완전하고 건강하지?
- 왜 나는 완전하고 성공하지?
- 왜 나는 점점 부유해지고 풍요롭지?
- 왜 나는 행복하고 매력적이지?

창조적 제언(5): 어떻게 탁월함에 도달할 수 있을까?

성공과 탁월함에 도달하는 과정은 매우 동태적 연결고리를 가지고 있다Quinn, 1996. 그것은 강한 염원, 비전, 실험, 통찰력, 확신, 시너지, 통달이라는 과정을 통해 이루어진다. 이 과정에서 실패에 대한 두려움, 망상, 공포, 슬럼프, 탈진 등과 같은 부정적 기운들을 배제 혹은 털고 일어나 긍정적 확신으로 도전하며 도전을 통해 학습이 일어날 때 가능해지는 것이다. 그것은 시도 단계, 불확실의 단계, 변혁의 단계를 거쳐 안정적 단계로 진입하는 것이다. 강한 염원과 비전을 가지고 새로운 시도와 실험을 추진하며, 그것으로부터 통찰력과 자기 확신이 생기는 것이다. 지속적인 노력은 시너지와 숙달됨을 가져다주며, 마침내 능숙함과 탁월함에 이르는 대가의 경지에 도달하게 해 주는 것이다.

<그림 28> 창조적 제언(5): 어떻게 탁월함에 도달할 수 있을까?(Quinn)

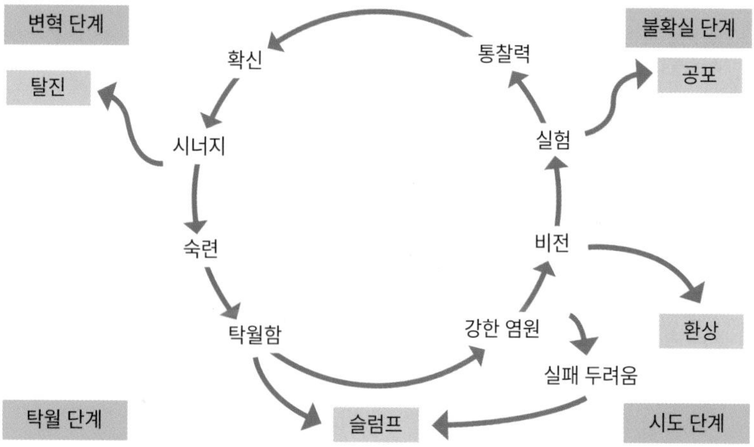

* Revised from Robert E. Quinn, <Deep Change: Discovering the Leader Within>, John Wiley & Sons, Inc.

캔 윌버: 마음의 구조

한편 캔 윌버의 마음의 구조에 대해서도 확인해 두자. Ken Wilber(2016)에 따르면, 우리 마음의 구조는 핵심, 사고, 감정, 느낌, 의지로 이루어지는 다층구조를 지니고 있다고 한다. 여기서 핵심은 순수의식이며 참 자아이다. 따라서 고요하고 텅 빈 마음 그러면서도 명료하게 깨어 있는 인식이 매우 중요하다. 공적영지(고요하고 텅 비어 있으면서도 분명하게 인식하는 마음)를 가장 심층 내면으로부터 확립할 수 있다면 우리의 생각, 감정, 느낌, 의지는 긍정적이고 강한 확신으로 가득 차게 될 것이다. 그렇게 되면 외부세계가 아무리 시끄럽고 요동칠지라도 그의 내면은 고요함과 평화, 즐거움과 기쁨으로 가득 찰 것이며, 그가 하는 일은 최고의 성취를 거둘 것이다.

<그림 29> 마음의 구조: 고요하고 순수한 인식(캔 윌버)

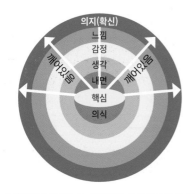

의지 차원(확신)		
느낌 차원(느낌 에너지)		
감정 차원(감정 에너지)		
생각 차원(생각 에너지)		
핵심=순수에너지		

VIII

내면의 확신에 이르는 창조적 제언

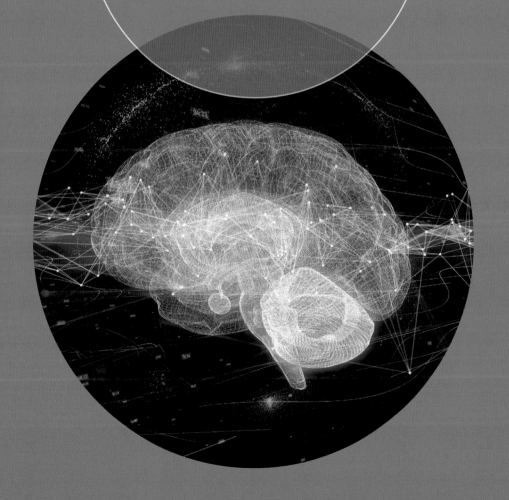

IX
전인교육과
새로운 리더십

포스트 코로나 시대를
열어 가는 정책학

2020년을 지나고 있는 현재의 세상을 살펴보면 많은 사람들이 코로나로 인해 고통과 스트레스를 받고 있다. 코로나로 인해 경제가 어려워지고 있고, 코로나로 인해 비대면 수업과 웹 세미나webinar를 통한 언택트untact가 보편화되고 있다. 많은 학자들은 코로나corona 사태를 극복한 후에도 그 이전의 삶으로는 돌아갈 수 없다고 말하고 있다. 또한 포스트 코로나 세상에서는 자신을 사랑하고 깨어 있는 삶을 살아가는 의식이 높은 사람들과 그렇지 못한 사람들로 확연히 구분될 것으로 예측하고 있다.

보다 근본적으로 이 시대를 짚어 본다면, 이 시대는 영적인 의미에서는 후천시대이다. 선천시대가 단순히 부를 축적하는 시대였다면, 후천시대는 이를 함께 나누고 공유하며 다른 사람들을 도와주는 사람들이 빛나고 존경받는 시대이다. 한편 후천시대는 의식이 확장되는 시대이다. 정신이 물질을 창조한다는 사실을 깨치는 시대이며, 내면의식이 외부세계를 창조한다는 사실을 보편적으로 알게 되는 시대이다. 지금까지 우리는 정신과 물질은 따로 존재하는 것으로 이해했다. 물질을 연구하는 것이 과학이었다면, 정신과 의식은 과학에서 다룰 수 없는 것으로 치부하고 말았다. 하지만 앞으로는 달라질 것이다. 물질과 의식이 동전의 양면과 같다는 사실이 점점 더 밝혀질 것이다. 중력이라는 법칙이 존재한다는 것을 당연히 알고 있는 것처럼, 우리의 현실은 우리 내부 무의식의 반영이고, 내부 무의식의 변화는 평화롭고 풍요로운 현실을 창조하게 된다는 것을 당연히 알 수 있는 시대가 도래하게 될 것이다.

우리는 또한 그런 시대를 만들어 나가야 한다. 신뢰받고 성숙한 사회 질서 속에서 신명 나게 일하는 사람이 보상받는 시대를 열어 나가는 한편 구태의연한 고정관념을 타파하고 누구나 자존감을 지키고 자신의 독창적인 개성을 살리는 사람이 보상받는 시대를 열어 나가야 한다. 이를 위한 정부와 리더십의 역할은 무엇이며, 정책학은 어떤 역할을 해야 할 것인가?

첫째, 신뢰와 긍정을 핵심가치로 만들어야 한다. 1만 불은 노동력, 2만 불은 인적자본과 기술, 3만 불은 신뢰와 사회자본, 4만 불은 긍정심리, 5만 불은 창의성이 만들어 낸다.[110]

우리나라는 이제 3만 불 시대를 견고하게 만들고 그 이상을 향해 나아가야 한다. 그렇다면 우리사회에 만연한 불안 심리와 사회갈등을 해소하고 신뢰와 긍정성을 증진시켜야 한다.

스위스는 높은 신뢰 속에서 세계적인 금융국가가 되었다. 뿐만 아니라 세계적인 첨단시계, 관광, 강력한 군인 등을 통해 강력하고 부강한 국가를 만들었다. 우리나라도 본받아야 한다. 이를 위해 정책학은 긍정심리자본을 형성하고 향상시키기 위한 제반 정책 마련에 모든 노력을 강구해 나가야 한다. 또한, 긍정심리학과 행동경제학 등 인접학문들과의 연합학문적 접근을 통해 새로운 이론적, 정책적 요소들을 도입해 나가야 한다.[111]

둘째, 소통, 협력, 융합이 핵심가치가 되는 사회를 만들어야 한다. 정부의 일처리 방식도 범부처적 거버넌스 방식을 효율적으로 활용해야 한다. 가령, 미세먼지, 저출산, 청년실업과 일자리대책 등 중요한 정책 문제들은 모두 여러 부처가 소통, 협력, 융합해서 문제를 해결해야 하는 복잡하고 사악한 문제complex & wicked problem

들이다. 핵심 컨트롤 타워를 확보하고 문제 해결의 통제력과 추동력을 확보해 나가는 노력도 병행해야 할 것이다.

셋째, 보이지 않는 자본의 중요성을 인식해야 한다. 파동도 보이지 않는 자본이다. 감사와 긍정도 보이지 않는 파동이다. 지난 시절 산업사회를 주도했던 발전행정식 효율성과 눈에 보이는 가치만을 대상으로 삼을 게 아니라, 신뢰, 감사, 긍정 등 성찰성과 눈에 보이지 않는 자본에 대한 새로운 인식이 필요하다. 정책평가 기준으로 새로운 연구가 필요하고, 이를 위한 법제도적 기반 구축도 병행해 나가야 할 것이다.

건강한 육체와 풍부한 감성,
그리고 새로운 리더십

아름다운 지성과 풍요로운 감성과 빛나는 영혼을 지닌 인물을 우리는 전인全人이라고 부른다. 지금은 우리에게 자신의 육체를 강건하게 하고, 나아가 빛나는 정신과 영혼을 승화시키는 전인교육이 필요한 시점이다.

건강한 육체와 풍부한 감성 그리고 빛나는 영혼을 지니려면 의식, 잠재의식, 무의식을 하나로 통합시켜야 한다. 이를 위해서는 앞에서 말한 바와 같이 자율진동과 뇌파진동, 명상이나 수행을 통해 송과체를 각성하고 활성화함으로써 우리 두뇌에 잠자고 있는 의식을 깨우고 미세微細 생명에너지를 정화, 강화, 상승시켜야 한다.

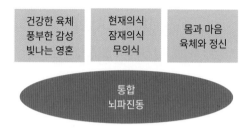

<그림 30> 전인교육: 건강한 육체, 풍부한 감성, 빛나는 영혼

| 건강한 육체 풍부한 감성 빛나는 영혼 | 현재의식 잠재의식 무의식 | 몸과 마음 육체와 정신 |

통합 뇌파진동

몸과 마음의 통합, 우리의 육체와 정신의 통합! 이것은 매우 중요한 화두이다. 몸과 마음이 진정으로 통합되려면 우리 몸에 존재하고 있는 60조 개가 넘는 세포 하나하나가 그리고 그 속에 깃든 정신이 모두 일깨워져야 하는데, 그 차원까지 내려가게 되면 몸이 곧 마음으로 그리고 본성으로 귀결된다. 자율진동과 뇌파진동을 통해 송과체를 각성시키고 이를 통해 두뇌의 거친 파장을 넘어서 우리 미세微細 생명에너지의 저 깊은 속에 있는 잠재의식과 무의식을 정화하여 우리의 본성을 회복하게 되면 우리의 몸의 세포들은 곧 정신으로 통일될 수 있을 것이다.

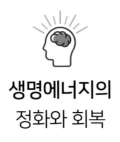

생명에너지의
정화와 회복

우리 몸의 미세微細 생명에너지에 대한 정화와 강화, 그리고 상승! 현재의식에서 일어나는 번뇌에서 해방되어 잠재의식과 무의식으로까지 내려가 우리 본성 깊은 곳에 존재하는 우리의 참 자아와의 만남, 이것은 우리가 변덕스런 에고로부터 벗어나 진정한 나의 청정한 본성을 만나는 길이다.

우리의 몸은 교감신경과 부교감신경이 이성과 감성이라는 영역을 관장하고 있다. 이성적인 활동이 지나치게 고조되거나 감성적인 활동이 지나치게 고조되면 교감신경과 부교감신경 사이의 부조화가 발생되어 스트레스를 유발하고 우리 몸의 장애를 초래하게 된다.

또한 우리의 몸은 우리의 의지작용으로 명령이 가능한 영역이 있는가 하면 우리의 의지작용의 명령을 벗어난 영역이 있다고 앞에서 언급했다. 우리 몸의 자율신경과 체온조절 그리고 소화 기능과 호르몬 조절과 같은 대부분의 자율신경 행위들은 우리 두뇌의 대뇌 신피질에서 관장하는 현재의식의 명령이 통하지 않는다.

그것은 오직 대뇌 신피질을 넘어서서 대뇌 구피질 그리고 뇌간이라고 하는 생명에너지의 근원까지 들어가 송과체를 각성하고 일깨우는 방법을 통해서만 개발이 가능한 것이다. 따라서 이것은 우리 몸과 두뇌에서 우리가 잃어버렸던 실지失地, Missing Link를 다시 되찾아 연결시키고 우리의 참다운 본성을 회복하는 길이라고 할 수 있다.

긍정적 자아상의 정립과
확고한 신념

긍정적 자아상의 정립과 확고한 신념은 자율진동과 뇌파진동을 하기 위한 마음의 태도라고 할 수 있다. 우주는 입자와 파동들로 고동치는 에너지의 율동으로 이루어진 세계이며, 우리의 몸과 마음도 파동으로 이루어진 세계이기에 뇌파진동을 통해 생명에너지를 활성화시키는 방법은 매우 중요한 의미를 지닌다. 이와 더불어 우리는 긍정적 자아상의 정립과 하면 된다는 확고한 신념을 가지고 수행할 필요가 있다.

우리의 일상생활은 믿음과 습관이 쌓여서 만들어진다. 새로운 습관을 몸에 익히려면 낡은 습관이 몸에 뱄을 때와 마찬가지의 시간이 필요하다.

믿음과 습관은 꾸준함, 자리 잡음, 자신감, 확신이라는 과정을 거친다. 어떤 믿음과 사고를 습관화하려면 여러 번 생각하고 말로 표현하고 글로 써서 몸 안에 프로그램처럼 저장해야 한다. 여기에는 일정 기간의 꾸준함이 필요하다. 여러 번 되풀이하는 동안 '한다' '해야 한다' '할 수 있다'라고 하는 마음이 싹트게 되고, 비로소 새로운 믿음이 자리를 잡게 되는 것이다. 이러한 변화를 실감했을 때 '이번에도 잘 된다' '할 수 있다'는 열정이 끓어오르게 되는데, 그것이 자신감일 것이다.

자신감이 뒷받침되면 '잘해야지'하고 의식하지 않아도 자동적으로 몸이 움직이게 된다. 힘을 들이거나 긴장하지 않아도 지금보다 더 수준 높은 일을 하는 자신을 발견하게 된다. 이때는 확신이라는 단계에 도달했다고 생각해도 좋은데, 새로운 습관은 이러한 과정을 거쳐 확고한 믿음과 습관으로 뿌리내리게 되는 것이다.[112]

<그림 31> 긍정적 자아상의 형성: 꾸준함, 자리 잡음, 자신감, 확신

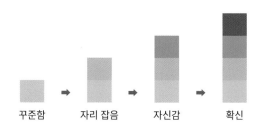

꾸준함 → 자리 잡음 → 자신감 → 확신

꾸준함, 자리 잡음, 자신감, 확신이라는 단계를 바탕으로 새로운 믿음과 습관을 만들고 긍정적인 자아상을 만들어 가는 과정에서 송과체 각성의 의미와 중요성을 발견할 필요가 있다. 그리고 자율진동과 뇌파진동의 이론적 원리를 통해 우리 정신의 궁극적 본성의 영역까지 도달하여 우리의 개체와 육체를 해방시키겠다는 강한 믿음과 열정을 갖는 것이 매우 중요하다.

믿음과 열정의 부족으로 인해 소중한 것을 놓치는 사람들이 많이 있다. 건강과 수행에 대한 강한 확신과 신념으로 임한다면 자신의 건강과 정신의 완전한 조화상태에 도달하여 참다운 행복을 찾을 수 있을 것이다.

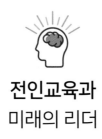

전인교육과
미래의 리더

강한 자신감

우리는 자기 자신의 중요성을 알지 못할 뿐 아니라, 자신이 세상에 태어난 커다란 소명을 알지 못한 채 주어진 환경의 노예가 되어 살아가는 무기력한 나를 힘차고 당당하며 자신감 있게 살 수 있도록 변화시켜야 한다.

우리의 운명은 믿음에 달려 있다. 긍정적 느낌과 생각을 토대로 좋은 습관을 형성해야 하며, 이러한 습관은 이미 말한 것처럼 꾸준함, 자리 잡음, 자신감, 확신이라는 과정을 거쳐서 내 것으로 체화된다.

송과체 각성과 두뇌 개발을 통해 그동안 인생을 우울하고 무기력하게 살아왔던 사람들까지도 그 원리를 깨닫고 활기차고 신명나는 삶을 살 수 있을 것이다.

참 자아의 발견

인간의 육체는 세포 → 분자 → 원자 → 핵(양자)과 전자로 되어 있으며 결국 에너지 파동이라는 결론을 얻게 된다.

인간은 육체라는 물질 에너지로만 만들어진 존재가 아니라 그 안에 무한하고 완전한 마음의 본성이 있다. 이처럼 인간은 육신에 매인 개체가 아니라 무한하고 완전한 본성의 파동이 주체라는 깨인 의식을 가지고 있어야 한다. 무한하고 완전한 본성의 파동을 참 자아라고 한다.

우리가 송과체를 각성시켜 육체와 마음을 통합하고, 내 안의 미세한 신경세포에 스며 있는 무의식의 미세망념들을 정화하고 나면 몸과 마음이 새털처럼 가벼워져서 내 안의 더 큰 나를 발견하게 되고, 자기 안의 빛과 사랑의 충만함을 체험하게 되는 것이다. 그리하여 보다 더 열린 마음으로 주변 사람들과 사랑과 기쁨을 나누는 삶을 살 수 있게 될 것이다.

참다운 인격

우리의 인체는 몸 안에 자기 스스로 질병을 치유할 수 있는 자기치유 메커니즘이 24시간 1분 1초도 쉬지 않고 움직이고 있는데, 이는 우리의 몸을 정상적으로 유지시켜 주는 결정적인 역할을 한다. 그러나 현대인들은 과도한 스트레스 및 신피질의 사용으로 인해 우리 마음에서 나오는 본성에너지를 알지 못한 채 살아가고 있으며 과학이 발달하면 할수록 불치, 난치병이 늘어나고 있는 현실이다.

미래사회에는 스스로 자신의 내부에 존재하는 마음의 본성을 발견하고, 맑고 투명한 에너지와 소통하는 존재들의 숫자가 늘어나게 될 것이다.

<그림 32> 미래 리더의 전인 교육과 참다운 덕목

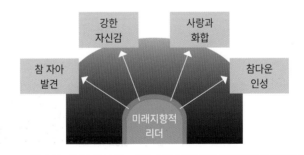

259

이러한 새로운 휴머니즘에 기초한 미래문명을 앞당기기 위해 우리에겐 참다운 인성을 개발하는 전인교육과 참다운 리더가 필요하고, 바로 우리가 그리고 여러분이 그런 역할을 해야 한다고 생각한다.

세계의 많은 석학들이 21세기는 영적혁명의 세기가 될 것이라고 예측하고 있다. 그중에서도 많은 문헌들은 우리 민족이 세계적인 정신문명의 중심국가로 우뚝 솟을 것으로 예측한 바 있다.

하지만 우리 민족과 국가의 정신혁명은 지금 우리가 할 수 있는 일에서부터 시작해야 한다고 생각한다. 그중에서도 특히 청소년과 대학생들의 건강한 정신과 의식함양, 인성의 개발, 그리고 전문적인 역량 강화와 리더십 함양이 우리 민족의 미래를 좌우하는 핵심이 될 것이다.

그런 의미에서 이 작은 책자가 우리나라의 청소년들의 인성과 풍요로운 삶, 자유와 기쁨 그리고 미래지향적 리더십 함양에 작은 도움이 되었으면 한다.

그대의 인생은
목적이 있다

인간은 누구나 자유와 기쁨 속에서 건강과 풍요를 누리고 싶어 한다. 그런데 왜 어떤 이들은 행복한 삶을 사는 반면 대다수의 사람들은 그렇게 살지 못하는 것일까? 이 책자는 이러한 단순한 질문으로부터 출발했다. 본서는 그 근본 핵심인자를 마음으로 보았다.

마음의 본성을 깨달은 사람은 자신의 본성은 무한하고 완전한 파동을 갖고 있음을 알고 있다. 본성의 강력한 파동과 무한한 힘을 알고 있기에 그들은 큰 어려움 없이 건강과 기쁨, 자유와 풍요를 창조해 낸다.

인생은 분명 목적이 있는 과정이다. 우연히 아무런 목적도 없이

태어난 사람은 한 명도 없다. 누구나 인생의 목적 즉 소명召命이 있
는 것이다.

본서는 마음의 본성을 깨닫는 방법을 두가지 트랙으로 제시하
였다. 그 하나는 몸 수행을 통한 자율진동과 뇌파진동이고, 또 다
른 하나는 마음 수행을 통한 본성의 깨달음이었다. 이 둘은 종종
연결되기도 하는데, 몸의 에너지 센터를 모두 열고 활성화하는 과
정에서 마음의 본성은 발견되기 때문이다. 이때 백회와 연결된 송
과체 각성은 매우 중요한 역할을 한다.

지금은 영적으로 "가벼워질" 시기이다. 몸과 마음이 가벼워지고
정화되면서, 육체와 마음이 모두 정신의 본성이라는 하나의 강력
한 주파수로 통일될 시기인 것이다.

몸과 마음이 가벼워지면 진동주파수가 고조되면서 우리의 의식
은 유연하게 확장된다. 우리의 생각과 느낌은 고유한 파동을 갖고
있으며, 이에 기초한 믿음에 따라 인생의 운명은 갈라진다. 긍정적
생각과 느낌에 기초한 강력한 믿음을 갖춘 사람들은 밝은 운명을
개척하는 반면 그렇지 못한 사람들은 어두운 운명의 길에서 헤매
는 것이다.

인간의 두뇌 계발과 뇌파진동은 기쁨과 활력, 자유와 풍요가 넘

치는 새로운 인생을 선사해 줄 것이다. 우리 두뇌의 송과체를 각성하고 활성화함으로써 우리는 우리의 본성을 만날 수 있는데, 이때 나오는 본성에너지는 무한함과 완전함, 기쁨과 행복, 건강과 평화 등의 강력한 파동을 가지고 있기 때문이다.

우리가 앞으로 코로나 사태와 같은(아니면 그보다 더한) 빠르고 위험한 격변이 올지라도 균형을 잡고 가슴중심에 머무르는 법을 배운다면, 주변 세계의 부정성은 우리에게 영향을 줄 수 없을 것이다.

더 나아가 본서에서 강조했듯이, 우리가 뇌파진동, 명상과 만트라 등을 통해 우리의 청정한 본성을 발견하고 활성화시킬 수 있다면, 우리는 좀 더 밝고 기쁘고 건강하고 신명 나는 삶을 살 수 있을 것이다. 그리고 그것은 깨어 있는 삶과 높은 의식의 삶으로 이어질 것이다. 더 나아가 이러한 노력은 우리 개인 차원을 넘어 더 밝고 따뜻한 세상을 만드는 데에도 크게 기여하게 될 것이다.

참고문헌

국내문헌

■ 단행본

권기헌. (2007).『정책학의 논리』. 박영사.

권기헌. (2010).『정책분석론』. 박영사.

권기헌. (2012).『정의로운 국가란 무엇인가』. 박영사.

권기헌. (2013).『행정학 콘서트』. 박영사.

권기헌. (2014).『정책학 강의』. 박영사.

권기헌. (2017).『정부혁명 4.0 따뜻한 공동체, 스마트한 국가』. 행복한에너지.

권기헌. (2018).『정책학 콘서트』. 박영사.

권기헌. (2018).『정책학의 향연』. 박영사.

권기헌. (2018).『정책학의 지혜』. 박영사.

니체. (2007).『인생론 에세이: 어떻게 살 것인가』. 이동진 역. 해누리.

닉 레인. (2009).『미토콘드리아: 박테리아에서 인간으로, 진화의 숨은 지배자』. 김정은 역. 뿌리와이파리.

디팩 초프라. (2014).『마음의 기적』. 도솔 역. 황금부엉이.

랄프 왈도 에머슨. (2016).『세상의 중심에 너 홀로 서라』. 강형심 역. 씽크뱅크.

로마노 과르디니. (2016).『삶과 나이: 완성된 삶을 위하여』. 김태환 역. 문학과지성사.

로맹 롤랑. (2006).『라마크리슈나』. 박임·박종택 역. 정신세계사.

뤽 페리. (2015).『철학으로 묻고 삶으로 답하라』. 성귀수 역. 책읽는수요일.

마틴 셀리그만. (2014).『긍정심리학』. 김인자 옮김. 물푸레.

박찬국. (2017).『초인수업: 나를 넘어 나를 만나다』. 21세기북스

백완기. (2005).『한국 행정학 50년』. 나남.

사이토 다카시. (2015).『혼자 있는 시간의 힘』. 장은주 역. 위즈덤하우스.

소걀 린포체. (1999).『티베트의 지혜』. 오진탁 역. 민음사.

아담 카헤인. (2008).『통합의 리더십: 열린 대화로 새로운 현실을 창조하는 미래형 문제해결법』. 류가미 역. 에이지21.

아담 카헤인. (2010).『포용의 리더십: 미래를 바꾸기 위해 진정 우리에게 필요한 것은 무엇인가?』. 강혜정 역. 에이지21.

아보 토오루, 후나세 순스케, 기준성. (2010).『신면역혁명』. 박주영 역. 중앙생활사.

윌리엄 어빈. (2012).『직언: 죽은 철학자들의 살아 있는 쓴소리』. 박여진 역. 토네이도.

윤홍식. (2015).『논어: 양심을 밝히는 길』. 정당인 역. 살림.

이소윤·이진주. (2015).『9번째 지능: 같은 재능, 전혀 다른 삶의 차이』. 청림출판.

정창영. (2000).『도덕경』. 시공사.

정창영. (2000).『바가바드 기타』. 시공사.

조앤 치티스터. (2013).『무엇을 위해 아침에 일어나는가: 인생 오랜 질문들에 세상의 모든 지혜가 답하다』. 한정은 역. 판미동.

칙센트 미하이. (2003).『몰입의 기술』. 이삼출 역 서울: 더불어.

칙센트 미하이. (2004).『Flow』. 최인수 역. 서울: 한울림.

칙센트 미하이. (2006).『몰입의 경영』. 심현식 역. 서울: 황금가지.

칙센트 미하이. (2009).『자기진화를 위한 몰입의 재발견』. 김우열 역. 서울: 한국경제신문

참고문헌

칙센트 미하이. (2006)『몰입의 경영』. 심현식 옮김. 민음인.

톰 스톤. (2010).『평정심』정채현 역. 아시아코치센터.

하워드 가드너. (2007).『다중지능』. 문용린·유경재 역. 웅진지식하우스.

한나 아렌트. (2006).『전체주의의 기원』. 이진우· 박미애 옮김. 한길사.

헨리 데이빗 소로우. (2017).『월든』. 박연옥 역. 위즈덤하우스.

■ 논문

김명희·김영천. (1998). "다중지능이론: 그 기본 전제와 시사점", 한국교육과정학
　　회,「교육과정연구」16권(1): 299-330.

김미헌. (2015). "아들러의 개인심리학에 근거한 집단상담 프로그램의 효과 : 고등
　　학생의 우울감소 및 희망고취를 중심으로". 강원대학교 교육학석사학위 논
　　문.

김임순·김성훈. (2015). "교육학: 가드너의 다중지능이론이 교육에 주는 함의",
　　「인문학연구」, 49, 395-422.

문상호·권기헌. (2009). "한국 정책학의 이상과 도전.「한국정책학회보」. 18(1):
　　1-27.

박민철. (2007). "The Life and Work of Sigmund Freud프로이트의 삶과 업적",「한
　　국정신분석학회지」18권 1호:3-11.

박병준. (2014). "한나 아렌트의 인간관-[인간의 조건] 에 대한 철학적 인간학적 탐
　　구".「철학논집」, 38(단일호): 9-38.

송석재. (1996). "프로이트의 도덕발달 이론에 관한 고찰", 한국교원대학교 대학원
　　석사학위논문.

오흥명. (2015). "열등감에 관하여",「철학과 현상학 연구」, 제 67집, 67-105.

이영재. (1997). "다중지능이론의 교육학적 의의", 한국발달장애학회, 「발달장애 학회지」 제1호, 135–148.

이재정. (2014). "정치인과 거짓말: 그들은 왜 거짓말을 하는가?", 「한국정치연 구」,23(3): 1–27.

임의영, 고혁근 & 박진효. (2014). "한나 아렌트 (Hannah Arendt) 의 공공영역과 행정". 「정부학연구」, 20(3): 71–100.

임의영. (2014). "공공성의 인간적 토대와 행정", 「사회과학연구」, 제 54집 제 2호, 217–248.

전은정. (2017). "『빌리버드』에 나타난 자기 이해와 사회적 연대". 성균관대학교 석사학위 논문.

홍성기. (2007). "우리는 얼마나 전체주의에 가까운가?", 시대정신, 34호(봄).

■ 보고서 및 기타

권기헌 외. (2015a). 「정부 3.0을 통한 공공가치 실현방안 연구」. 행정자치부 정책 연구보고서.

정민. (2017). "2017년 다보스 포럼의 주요 내용과 시사점: 소통과 책임의 리더십 이 필요". 현대경제연구원 보고서. 17(2): 1–13.

경향신문. (2016). "'공적 가치' 실현 위한 행위 탐구…인간과 정치에 새 가교를 놓 다.", 3월 31일.

경향신문. (2017). "[신고리 원전 건설 재개] 첫 숙의민주주의 경로가 도출…'갈등 조절 모델'로 자리잡나",10월 20일.

채널에쓰. (2015). "좋아요 대신 미움받을 용기 택할 것", 3월 17일

한겨레. (2017). "4차 산업혁명 어떻게 준비해야 하나?", 3월 2일.

허프포스트코리아. (2015). "휴가보다 일이 더 행복해?'일의 역설'은 왜 생기나". 7
월 29일.

■ 국외문헌

Arendt, Hannah. (1951). The origins of totalitarianism. Harcourt Brace And
　　Company New York.

Arendt, Hannah. (1958). The Human Condition. Chicago: The University of
　　Chicago Press, 1958.

Arendt, Hannah. (1968). Between Past and Future. New York: The Viking Press,
　　1968.

Bradford, A. (2016, May 12). Sigmund Freud: Life, Work & Theories.

Calvin S. Hall and Gardner Lindzey. (1980) Theories of Personality.

Einstein, A. & Freud, S. (1991). Why war? Redding, CA: CAT Pub. Co.

Freud, S. (1918). Reflections on war and death. New York: Moffat, Yard.

Jaworski, Joseph & Flowers, Betty S. (1998). 『Synchronicity: The Inner Path of
　　Leadership The Inner Path of Leadership』. Berrett–Koehler Publishers.

Kelly, G., Mulgan, G., & Muers, S. (2002). 『Creating Public Value: An analytical
　　framework for public service reform』. London: Strategy Unit, Cabinet
　　Office.

Lasswell. (1951). The Policy Orientation. H.D. Lasswell and D. Lerner(eds.).
　　Policy Science, Stanford Uni, Press, 3–15

Scheier MF, Carver CS. A model of behavioral self–regulation: Translating
　　intention into action. In: Berkowitz L, editor. Advances in Experimental

Social Psychology. Vol. 21. San Diego, California: Academic Press; 1988.

pp. 303–346.

World Economic Forum(Global Agenda Council). (2012). 『Future of

Government–Fast and Curious』. World Economic Forum, REF 280812.

참고문헌

주석 찾아보기

1) 경제적 요인, 신체적 요인, 심리적 요인 등 여러 요인이 있겠으나 본서에서는 마음 작용의 변화에 초점을 맞추고자 한다.

2) 높은 파동이란 높은 주파수(파동수, 진동수)를 말한다. 파장의 길이는 짧고 진동수가 더 빠른 경우를 의미한다. 이처럼 높은 주파수를 지닌 사람이 에너지가 더 높다.

3) 명상과 송과체 활성 사이에 밀접한 관련이 있다는 실증적 연구가 존재한다. fMRI로 명상할 때 송과체 사진을 찍기도 했다. "Correlation between Pineal Activation and Religious Meditation Observed by Functional Magnetic Resonance Imaging" 참조.

4) 자신의 운(運)과 운명(運命)이 확연히 좋은 방향으로 바뀌는 것을 개운(開運)이라고 한다.

5) 명상의 경우 세타파(theta wave)는 전두엽에서 알파파(alpha wave)는 주로 후두엽에서 관측된다는 실증적 연구가 있다. https://www.sciencedaily.com/releases/2010/03/100319210631.htm.

6) 석영중. (2016). 『자유: 도스토예프스키에게 배운다』. 예담 210-213쪽.

7) 석영중. (2016). 전개서.

8) 석영중. (2016). 전개서.

9) 석영중. (2016). 전개서.

10) 이에 반해 우리 마음을 어지럽게 만드는 작은 에고적 파동은 주파수(진동수)가 낮아 부정적이며 우울한 파동을 끌어들여 우리를 점점 더 불행하게 만든다.

11) 조 디스펜자. (2019). 『당신도 초자연적이 될 수 있다』. 추미란 옮김. 샨티.

246-250쪽.

12) 조 디스펜자. (2019).『당신도 초자연적이 될 수 있다』. 추미란 옮김. 샨티.

13) 양자장(quantum consciousness field)은 단일점(unity point), 단일의식(unity consciousness) 혹은 신의 의식(divinity consciousness)이라고도 불린다. 모든 파동의 이원성(duality)과 양극성(bi-polarity)을 넘어 일원성, 즉, 사랑과 하나 됨, 온전함(완전함)만이 존재하는 곳이기 때문이다. 그곳은 입자가 파동이 되고, 물질 입자가 즉시 파동에너지로 환원될 수 있는 일원성의 세계이며, 모든 가능성이 잠재되어 있는 창조의 근원이다. 말하자면, 모든 잠재적 가능성이 잠재태의 형태로 존재하는 무극의 세계이며, 진여의 바다이다. 이곳을 양자 특이점(singularity point), 창조의 근원(source of creativity)이라고 하며, 이곳이 바로 우리 마음의 본성 자리이다. –조 디스펜자. (2019).『당신도 초자연적이 될 수 있다』. 추미란 옮김. 샨티.

14) 오랫동안 명상을 한 사람은 명상 중 감마파가 늘어났다는 실증적 논문이 있다. Lutz A, Greischar LL, Rawlings NB, Ricard M, Davidson RJ (2004). "Long-term meditators self-induce high-amplitude gamma synchrony during mental practice". Proc Natl Acad Sci U S A. 101 (46): 16369-73. doi:10.1073/pnas.0407401101. PMC 526201. PMID 15534199.

15) Paul D. MacLean가 1960년대 주장한 뇌의 삼중구조라고 한다.

16) 이는 마음의 정체성이며, 정의하기에 따라서 마음은 정체성의 상위에 있는 보다 근본적인 개념이라고 볼 수도 있을 것이다.

17) 장에는 1억 개 이상의 뇌세포가 있다고 한다.
https://www.mentalfloss.com/article/64685/10-brainy-facts-about-your-gut-its-smarter-you-think. 장과 뇌의 연결을 'Gut-Brain Axis'라고 부르고 있으며, 장 건강이 뇌와 정신에까지 영향을 미친다는 것을 실증하는 것이다. http://www.nifds.go.kr/brd/m_480/view.do?seq=13191&srchFr=&sr

chTo=&srchWord=&srchTp=&itm_seq_1=0&itm_seq_2=0&multi_itm_

seq=0&company_cd=&company_nm=&page=1

https://news.joins.com/article/23434290.

18) 수신오도. (2016). 『참호흡선법』. 팬덤북스, 177쪽에서 인용.

19) 수신오도. (2016). 『참호흡선법』. 팬덤북스, 177쪽, 175–176쪽.

20) 박유경, '세상에 우연은 없다.'에서 인용.

21) 개운(開運)이 되면 자신의 운(運)과 운명(運命)이 확연히 좋은 방향으로 바뀌게 된다.

22) 신피질과 구피질을 넘어서 뇌간으로 들어간다. 과도한 생각과 번뇌로 인한 신피질도 안정시키지만 과거의 부정적 감정이나 느낌이 올라오는 구피질도 안정되면서 뇌간으로 깊숙이 들어간다. 그것을 가능하게 해 주는 것은 빠른 비트 음악에 맞춘 진동요법이다.

23) 송과체가 각성되면 강렬한 빛이 감지된다. 송과체 자체가 빛으로 이루어져 있기 때문에 그 내면의 빛이 감지되는 것이며, 이는 외부에서 오는 물리적 빛과는 다르다.

24) 우주선가, '제3의 눈과 빛'과 '송과체의 활성화와 영적 진화의 단계'에서 인용.

25) 1879년에 태어나, 1950년 돌아가신 인도의 성자 중 한 명이다. 진아탐구를 의미하는 "나는 누구인가?"라는 각성을 통해 진리를 탐색하려 했다. 아베삼(Avesam)은 진아탐구를 위한 방법이다.

26) 우리 몸에서 정상적으로 흐르지 못하고 막혀 있는 혈액의 상태를 '어혈(瘀血)'이라고 한다. http://www.kcba.or.kr/files/dat/docs/09_spring_14.pdf.

27) 한형조 외. (2012). 『근사록: 덕성에 기반한 공동체, 그 유교적 구상』. 한국학중앙연구원출판부, 27쪽.

28) 한형조 외, 전게서, 142–143쪽.

29) 한형조 외, 전게서, 175쪽.

30) 한형조 외, 전게서, 83쪽.

31) 일자 샌드. (2017). 『센서티브』. 김유미 옮김. 다산지식하우스, 95쪽.

32) 한형조 외, 전게서, 83, 49쪽.

33) 주일무적은 심리학적 주의(attention)보다는 더 깊은 의미를 지닌다. 즉, 단순한 인지적 마음의 집중과 단속을 넘어 자신이 천지의 질서와 굳건히 연결되어 있다는 것을 의미하는 것이다. 따라서 이것은 하늘과 나를 연결시켜 주며, 자신의 내면에 깃든 하늘, 땅, 상제에 대한 지극한 공경의 마음을 담고 있는 것이다.

34) 한형조 외, 전게서, 68–69쪽.

35) 한형조 외, 전게서, 64쪽.

36) 참선수행의 관점에서 보면 참나 각성의 상태는 자신을 행위를 일으키는 주체로 보지 않고(그리하여 나와 너, 나와 사물을 주관과 객관으로 보지 않고) 전체를 하나의 통으로 무심하게 바라보는 것이다. 에너지는 고조된 상태이며 오직 명료하게 깨어 있되 무심하게 관하는 상태가 된다.

37) 깨달은 각자(覺者)는 이곳이 마음의 필드이다. 마음의 중심을 이곳에 두면서도 온갖 세상일들을 다 펼칠 수 있다. 그의 마음 세계는 늘 고요하며 중심이 잡혀 있다.

38) 고남준. (2018). 『국선도: 단전호흡의 모든 것』. 청어, 24쪽.

39) 고남준, 전게서, 32쪽.

40) 고남준, 전게서, 25–26쪽.

41) 고남준, 전게서, 26쪽.

42) 고남준, 전게서, 26쪽.

43) 우주선가, ‘몸과 마음의 관계, 그리고 송과체의 직관력’에서 인용 (https://blog.haver.com/gsc–institute).

44) 우주선가, ‘몸과 마음의 관계, 그리고 송과체의 직관력’에서 인용

주석 찾아보기

(https://blog.haver.com/gsc-institute).

45) 우주선가, '몸과 마음의 관계, 그리고 송과체의 직관력'에서 인용

(https://blog.haver.com/gsc-institute).

46) 우주선가, '몸과 마음의 관계, 그리고 송과체의 직관력'에서 인용

(https://blog.haver.com/gsc-institute).

47) 변연계의 편도체를 말한다. 편도체는 감정과 공포를 담당한다.

48) Robert Melillo & Gerry Leisman (2008).『소아청소년기의 신경행동장애』. 우
영민 옮김. 이퍼블릭.

49) 연합뉴스, 2007.05.02; 연합뉴스 2008.11.21.

50) Daniel Nettle. (2009).『성격의 탄생』. 김상우 옮김. 와이즈북.

51) John J. Rately. (2010).『뇌』. 김소희 옮김. 21세기북스.

52) 조 디스펜자. (2019).『당신도 초자연적이 될 수 있다』. 추미란 옮김. 샨티.
410쪽.

53) 송과체는 원인이 아니라 결과로 볼 수도 있다. 명상으로 송과체는 활성화되
며, 이는 송과체의 호르몬 분비를 크게 하여 기쁨, 활력, 행복을 주는 것이다.

54) 송과체를 활성화하고 깨우는 방법으로 여러 가지 수련법이 있을 수 있다. 자
율진동과 뇌파진동, 마음수련과 명상, 참선 등의 방법이 있다. 하지만 이러한
모든 몸과 마음, 정신의 수련은 모두 우리의 마음 공간에 쌓여 있는 잠재의식
과 무의식의 때와 업장을 정화하는 데 있다는 점을 잊어선 안 된다. 특히 본서
는 이러한 관점에서 동서양 고전의 이론과 철학을 통해 마음의 본성(로고스,
이데아)에 대한 인식론적 이해의 토대를 다지고, 이를 기반으로 정신의 각성,
마음의 정화, 바른 생활 습관에 기초한 호흡수행과 빛 에너지 수행법 등을 제
시하고 있는 바, 성급한 마음으로 손쉽게 도달하려고 하기보다는 진지한 접
근과 자세로 공부하며 수행하는 것이 필요하다고 본다.

55) 최근 박유경님은 자율진동, 뇌파진동과 함께 송과체 각성의 중요성에 대해

체계적으로 전해 주고 있다. 핵심은 송과체 각성이라는 것이다. 매우 공감이 가는 이론이다. 본문의 그림은 박유경님의 강연에서 제시된 것을 약간 수정한 것이다. *자료: 박유경, "송과체와 무의식정화"에서 인용.

56) 선천시대는 절대빈곤의 시대로서 돈을 쫓아가고 집중하는 사람에게 부를 몰아 주었다. 하지만 후천시대는 상대빈곤의 시대이다. 아직도 돈을 탐하고 자신을 위해 축적만 해 두려는 사람은 어떤 형태로든 탈이 나게 되어 있다. 돈을 소통시켜 주변과 함께 이로움을 추구하고 함께 커 나가는 이념을 가진 사람이 빛나는 시대이다. 돈만 그렇지 않다. 권력, 지위, 인기, 지식 모두가 그렇다. 자신의 욕심과 에고에만 집착하는 사람에게는 철퇴가 내려진다.

57) 각성(awakening)이 되면 활성화(reactivating)가 되고, 활성화(reactivating)가 되면 더 깊은 각성(enlightenment)으로 이어진다. 더 깊은 각성(enlightenment)은 본성에 대한 각성을 의미한다.

58) 박유경님, '지구공명주파와 송과체 각성'에서 인용.

59) 자율진동과 뇌파진동의 실습에 대해서는 관련 유튜브를 참조 바람. 가령 박유경 님은 최근 자율진동, 뇌파진동, 송과체 각성 등에 대해서 좋은 영상을 많이 올리고 있다. 한편, 여흘우명자 님이 올리는 천부경봉독과 송과체 활성화도 참조하길 바란다. 또한, 윤청, 『기적의 자율진동법』, 한언도 참조하면 좋다.

60) 알파파(8–12 hz)에서 세타파(3–8 hz)의 정공에서 감마파(38–42hz)의 정중동으로 바뀌는 것이다.

61) 조 디스펜자. (2019). 『당신도 초자연적이 될 수 있다』. 추미란 옮김. 샨티. 316쪽. 컬러그림 6A(1).

62) 자율진동과 뇌파진동의 실전 연습에 대해서는 관련 유튜브를 참조 바람. 가령 박유경 님은 최근 자율진동, 뇌파진동, 송과체 각성 등에 대해서 좋은 영상을 많이 올리고 있다. 한편, 여흘우명자 님이 올리는 천부경봉독과 송과체 활성화도 참조하길 바란다.

주석 찾아보기

63) 자율진동과 뇌파진동의 실전 연습에 대해서는 관련 유튜브를 참조 바람. 특히 박유경 님은 최근 자율진동, 뇌파진동, 송과체 각성 등에 대해서 좋은 영상을 많이 올리고 있다. 한편, 여흘우명자 님이 올리는 천부경봉독과 송과체 활성화도 참조하길 바란다.

64) 여기에 관한 자세한 논의는 아난다 마르가 지음, 『초의식의 세계를 넘어서』를 참조할 것.

65) 관찰자는 사람을 의미하는 것은 아니다. 진공 상태이면 관찰자가 없는 것이고, 진공 상태가 아니면 관찰자가 있는 것으로 볼 수 있다.

66) 이제는 많은 의학자들이 이러한 경로의 자연의학에 대해서 많은 강조를 하고 있고 상당한 공감대가 형성되어 가고 있는 걸 볼 수 있다. 예컨대, 일본학자 하루야마 시게오가 쓴 『뇌내혁명 1, 2, 3』, 역시 일본학자 사토 도미오 박사가 대뇌생리학을 토대로 제시한 우리 몸의 자동목적달성장치(행운을 부르는 인간형) 그리고 미국 하버드 의학박사 디팩 초프라가 몰고 온 자연의학의 강력한 돌풍 등을 들 수 있다. 하루야마 시게오. 『뇌내혁명 1, 2, 3』. 사람과 책, 2003; 사토 도미오, 『행운을 부르는 인간형』. 솔과학, 2003; 디팩 쵸프라. 『더 젊게 오래 사는 법』. 한언, 2004 등을 참조할 것.

67) 보다 자세한 것은 김철, 『몸의 혁명』, 백산서당, 2006, 156쪽 참조할 것.

68) 김철. (2006). 『몸의 혁명』. 백산서당, 156–157쪽.

69) 물론 기본적인 자율신경계는 대뇌 신피질이 작동하는 동안에도 자기의 기능을 한다. 심장이 뛰고, 기초적인 소화 기능 등을 하는 것이다. 하지만 과도한 신피질의 활동은 자율신경계를 억누르는 효과가 있어서 과도한 경우에는 자율신경실조증에 빠지는 것이다.

70) 사토 도미오, 『행운을 부르는 인간형』. 솔과학, 2003, 89쪽 참조할 것.

71) 여기에 관한 자세한 논의는 아난다 마르가 지음, 『초의식의 세계를 넘어서』를 참조할 것.

72) 다이아몬드를 구성하는 탄소의 녹는점은 3500도를 넘어, 모든 물질 중에서 녹는점이 가장 높다.

73) 소걀 린포체. (2013). 『삶과 죽음을 바라보는 티베트의 지혜』. 오진탁 옮김. 민음사.

74) 이 장의 마음에너지, 본성에너지, 마음, 자아, 청정한 본성, 마음의 원리, 초의식, 참자아, 순수의식, 무한한 빛의 공간, 개체와 전체, 육신과 마음, 영혼 등에 대한 내용은 졸저, 『정책학의 지혜』(박영사, 2019)에 토대를 둔 것으로서 그 내용을 수정하여 인용한 것임을 밝혀 둔다.

75) 전제남. (2018). 『참 나: True Self』. 제세. p.10–11.

76) 전제남, 전게서, p.96, 23.

77) 전제남, 전게서, p.25.

78) 전제남, 전게서, p.25.

79) 전제남. (2018). 『참 나: True Self』. 제세. p.89.

80) 전제남, 전게서, p.97.

81) 전제남, 전게서, p.89.

82) 전제남, 전게서, p.86, 88–89.

83) 전제남, 전게서, p.87.

84) 전제남, 전게서, p.86–87, 89.

85) 뤽 페리. (2015). 『철학으로 묻고 삶으로 답하라』. 성귀수 옮김. 책읽는수요일. p.335

86) 이런 말들은 나도 모르게 나의 무의식을 형성해서 나의 행동에 영향을 끼친다. 심지어 나도 모르게 나를 세뇌시키는 정보의 홍수, 방송의 범람, 무분별한 전파조차도 깨어 있는 마음으로 대해야 한다.

87) 이 장에서 마음의 원리, 초의식, 참나에 대한 내용은 졸저, 『정책학의 지혜』(박영사, 2019)의 내용을 인용하였으며, 이는 본서의 목적에 맞게 수정한 것

임을 밝혀 둔다.

88) 김상운. (2016).『왓칭2』. 정신세계사, 32–33쪽.

89) 초의식은 무의식 너머에 있기에 본문의 그림에서는 무의식 밑에 그렸으며, 무의식을 초월해 있기에 그 이면의 바탕 물결로 표시하였다. 초의식은 진여심(眞如心)이며 청정심(淸淨心)이다.

90) 전제남, 전게서, p.86–87, 89.

91) 김상운. (2016).『왓칭2』. 정신세계사, 182쪽.

92) 김상운, 전게서, 318쪽.

93) 김상운, 전게서, 190쪽.

94) 영혼과 마음. 본문에서 사용된 육신과 육체, 영혼과 마음은 같은 표현으로 이해해도 좋을 것이다. 영혼의 개념은 두 가지로 사용된다. 개체영혼(혼의 개념)과 전체영혼(영의 개념)이다. 본문의 용례는 후자에 속한다. 즉, 후자의 영혼은 육신을 넘어서는(육신까지 포괄하되; 파동은 입자를 포괄하되 넘어서는 것이다) 순수한 파동의 개념이며, 개체 혼뿐만 아니라 전체 영까지 포함하는 개념이다. 즉, 이때의 영혼은 '불가해, 불가분의 전일성(全一性)'이다.
마음 역시 두 가지로 사용된다. 개체마음과 전체마음이다. 마음도 큰 개념으로 사용되는 경우에는 개체적 마음 작용을 넘어서서 전체적 의미를 담게 된다. 말하자면, 이런 경우에는 마음 역시 '불가해, 불가분의 전일성(全一性)'인 것이다.

95) 김상운. (2011).『왓칭(WATCHING): 신이 부리는 요술』. 정신세계사. 273쪽.

96) 문맥상 육신을 육체로 수정 인용하였음. 김상운, 전게서, 273쪽.

97) 김인자,『참』, 다생소활, 2008: 16–17쪽에서 인용.

98) 불교의 유식론에서는 무몰식(無沒識)으로서의 아뢰야식에 대해 설명한다. 여래장(如來藏)이라고 불리는 아뢰야식은 우리 마음속의 모든 정보를 저장하고 있다. 그것은 바로 여기서 말하는 정보체에 해당되는 개념인데, 인체에서

는 주로 대뇌의 전두연합야(前頭聯合野; frontal association area; 전두연합령이라 불리기도 함)와 관련이 있다. 아뢰야식에 저장된 일체의 육체–감정–정신–인과적 개체 정보를 넘어선 곳에 신성과 불성이 존재하며, 이곳이 순수한 우주 의식이자 마음의 절대적 본성 자리이다.

99) 이차크 벤토프, 『우주심과 정신물리학』, 류시화·이상무 옮김, 정신세계사, 2000, 184쪽 참조할 것.

100) 김상운. (2011). 『왓칭: 신이 부리는 요술』. 정신세계사. 254쪽.

101) 이들의 질량은 10–40∼10–30g에 이를 정도로 작은 극미의 미립자이며 소립자들인데, 마이크로렙톤 방정식은 양자 물리학에서 이미 잘 알려져 있는 슈뢰딩거(Schrodinger)와 디렉(Dirac) 방정식(미시세계의 기본적 입자 수준에서 물질 흐름의 가능성 보존의 법칙을 설명)을 보다 발전시킨 법칙이라고 평가받고 있다.

102) 마이크로렙톤장 이론은 거시적 차원에서 파동(波動)의 원리, 연기(緣起)의 원리, 인과(因果)의 원리를 보여 준다. "카르마"(karma) 방정식은 우주에서의 모든 행동들이나 생각들은, 그것이 선하건 악하건 건에, 그에 걸맞는 응분의 보상이나 보복을 받게 된다는 법칙을 뒷받침해 준다. 이는 또한, 미시적 차원에서 우리들의 마음이 죽지 않는 생명에너지임을 증명해 주고 있다.

103) 소걀 린포체. (2013). 『삶과 죽음을 바라보는 티베트의 지혜』. 오진탁 옮김. 민음사.

104) 파라마한사 요가난다. (2018). 『요가난다, 영혼의 자서전』. 김정우 옮김. 뜨란. 656–657쪽.

105) 파라마한사 요가난다. (2018). 『요가난다, 영혼의 자서전』. 김정우 옮김. 뜨란. 768쪽.

106) 여흘우명자, '천부경 율려풀이'에서 인용.

107) 여흘우명자, '천부경 율려풀이'에서 인용.

108) 파라마한사 요가난다. (2018).『요가난다, 영혼의 자서전』. 김정우 옮김. 뜨란. 248-249쪽.

109) 이론과 원리를 알아 두는 것도 중요하다. 머리공부가 깊어지면 결국 가슴공부로 내려오는 법이다.

110) 권기헌. (2017).『정부혁명4.0: 따뜻한 공동체, 스마트한 국가』. 행복한 에너지. 224-226쪽.

111) 권기헌. (2018).『정책학 강의: 정책학 강의에 대한 논제와 해설』. 박영사. 32-35쪽.

112) 사토 도미오,『행운을 부르는 인간형』. 솔과학, 2003, 61-62쪽.

마음과 뇌의 상관관계를 알아 가는 시간,
마음 깊은 곳에서 우러나는 긍정에너지가
이 세상에 널리 전파되기를 기원합니다

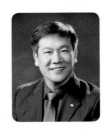

권선복
도서출판 행복에너지 대표이사

　오늘날 현대사회는 풍요로워졌습니다. 이렇게 물질적으로 풍요로워진 데에 반해 마음건강은 어떠한가요? 승자독식 경쟁사회에 치여 황폐해지고 있지는 않은가요? 반복되는 하루하루를 견디며 삭막해지고 있지는 않은가요? 이런 현대인들에게 필요한 것은 바로 마음건강입니다. 『코로나 이후의 삶』은 오늘날 현대인의 지친 마음을 치유의 길로 안내하는 책입니다. 일종의 마음길잡이라고도 할 수 있겠지요.

그렇다면 마음이란 무엇일까요? 저자는 인간의 마음을 과학적인 차원에서 접근합니다. 마음, 감정, 기분. 이 모든 것들은 뇌의 소산물입니다. 인간은 뇌의 명령에 따라 살고 있다고 해도 과언이 아니지요. 뇌를 변화시키면 마음이 변합니다. 마음이 변하면 내게도 변화가 일어납니다. 저자의 이야기를 따라가다 보면 인간에 대한 이해에 한 발자국 더 가까워진 기분입니다.

저자는 이렇게 말합니다. 나의 뇌 의식을 어떤 높은 주파수로 만들 것인가가 우리의 삶을 성공적으로 이끄는 핵심 관건이라고 말입니다. 이 책은 행복, 기쁨, 열정, 보람, 감사, 사랑이라는 긍정적 파동의 나를 만들어 나가려면 어떻게 해야 하는지에 관한 지침과 방법론을 담고 있습니다. 우리의 운명은 곧 우리의 마음에 달려 있습니다. 마음수행을 해야만 편안한 상태에 도달할 수 있습니다. 이 책을 읽은 독자 여러분의 마음건강은 어떠한가요? 여러분도 마음수행을 통해 내 안의 잠들어 있던 행복에너지를 깨워 보는 것은 어떨까요? 여러분의 가정에 행복과 긍정에너지가 깃들기를 소망합니다.

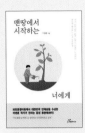

맨땅에서 시작하는 너에게

이영훈 지음 | 값 15,000원

젊은 사회적 기업가 이영훈의 자전적 에세이인 이 책은 맨땅에서 인생을 시작하는 청춘들에게 미래에 대한 희망과 충만감을 심어 주는 받침대가 되어 줄 것이다. 어린 시절 아버지가 돌아가시고 어머니는 떠나버려 동생과 함께 고아원에서 자란 과거는 언뜻 아픈 상처처럼 느껴질 수도 있다. 하지만 그럼에도 불구하고 이영훈 저자는 자신의 인생을 통해 따뜻한 마음과 활발한 개척정신을 이야기하며 우리를 도닥여 준다.

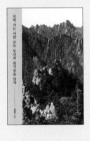

산에 가는 사람 모두 등산의 즐거움을 알까

이명우 지음 | 값 20,000원

등산 안내서라기보다는 등산을 주제로 한 인문학 에세이라고 부를 수 있는 책이다. 등산의 정의와 역사를 소개하고, 등산이 가지고 있는 매력을 소개하는 한편 등산 중 만날 수 있는 유익한 산나물과 산열매, 야생 버섯과 꽃 등에 대한 지식도 담아 인문학적 요소, 문학적 요소, 실용적 요소를 모두 갖춘 등산 종합서적이라고 할 만하다.

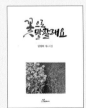

꽃으로 말할래요

임영희 지음 | 값 15,000원

임영희 시인의 제4시집 『꽃으로 말할래요』는 '꽃'으로 상징되는 자연의 다양성과 그 생명력, 거기에서 느낄 수 있는 근원적 아름다움에 대한 갈망을 느낄 수 있는 작품이다. 오로지 '꽃'이라는 소재를 사용한 160여 개의 작품으로 이루어져 대한민국에서 유일한 '꽃' 시집임을 자부하는 임영희 시인의 『꽃으로 말할래요』는 우리가 오랫동안 잊고 있었던 미(美)에 대한 순수한 두근거림을 전달해줄 것이다.

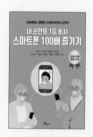

내 손안의 1등 비서 스마트폰 100배 즐기기

박용기 외 8인 지음 | 값 25,000원

이 책은 스마트 사회에서 사각지대에 놓이기 쉬운 실버 세대들이 현대 사회의 필수 도구인 스마트폰을 쉽게 익혀 생활에 활용할 수 있도록 안내하고 있다. 스마트폰의 가장 기본적인 기능과 어르신들에게 꼭 필요한 앱을 중심으로 다루고 있으며 사진과 함께 큰 글씨로 쉬운 설명을 곁들여 누구나 금세 손에 익힐 수 있게 구성되어 있다. 특히 실버 세대의 니즈에 맞춘 스마트폰 기능에 초점을 두고 있는 것이 특징이다.

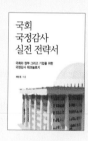

국회 국정감사 실전 전략서

제방훈 지음 | 값 22,000원

이 책 『국회 국정감사 실전 전략서』는 저자 제방훈 보좌관이 자신의 경험과 지식을 기반으로 엮어 낸 국회의원과 보좌관들의 국정감사 전략, 공무원들의 피감기관으로서 갖춰야 할 자세, 그리고 더 나은 국정감사를 위해 국회와 정부, 기업에 던지는 미래 제언을 담고 있다. 특히 정치에 관심을 가진 일반 국민들에게는 의회민주주의의 꽃이라고 할 수 있는 국정감사의 본질과 생생한 면모를 보여줄 수 있는 책이 될 것이다.

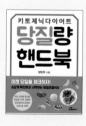

당질량 핸드북

방민우 지음 | 값 13,000원

이 책 『당질량 핸드북』은 수많은 다이어트법 중에서도 최근 주목받고 있는 '키토제닉 다이어트'에 기반한 저당질 식이요법을 돕는 가이드북으로서 전작 『당질 조절 프로젝트』의 후속작 개념의 책이다. 실제 저당질 식단을 실천하려는 사람들을 위한 기본 개념, 우리가 먹는 주요 식재료와 음식에 포함된 당질량 수치, 저당질로 맛있는 음식을 즐길 수 있는 요리 레시피 등을 풍성하게 소개하여 당질 조절 다이어트를 실천하는 데에 실질적 도움을 준다.

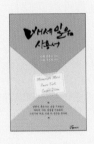

배세일움 사용서

문홍선 지음, 서성례 감수 지음 | 값 20,000원

『배세일움 사용서』는 씩씩하게 그리고 힘차고 즐겁게 인생을 살아가는 '다섯 명 패밀리'에 대한 이야기이다. 책 속 일상에서 마주치는 이런저런 깨달음이나 생각은 때로는 큰 의미로, 때로는 별 것 아닌 장난으로 다가온다. 나침반처럼 일상을 안내하고 손전등처럼 삶의 수수께끼를 비추는 이 '사용서'를 통해 독자들은 삶이라는 요리에 양념을 더하듯 작가의 유쾌한 철학을 전달받을 수 있을 것이다.

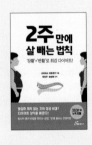

2주 만에 살 빼는 법칙

고바야시 히로유키 지음 방민우 · 송승현 번역 | 값 17,000원

진정한 다이어트를 위해서는 자신의 몸, 특히 몸과 마음의 건강 전체를 총괄하는 '장'을 이해하고 돌보는 것이 최우선이 되어야 한다는 것이 이 책이 제시하는 '2주 만에 살 빼는 법칙'이다. 특히 이 책은 자신의 몸을 이해하고 돌보는 방법으로 최신 의학 이론에 기반한 '장활'과 '변활'을 제시하며, '장 트러블' 해결을 통해 체중 감량을 포함한 다양한 문제를 해결할 수 있도록 돕는다.

'행복에너지'의 해피 대한민국 프로젝트!
〈모교 책 보내기 운동〉

대한민국의 뿌리, 대한민국의 미래 **청소년·청년**들에게 **책**을 보내주세요.

많은 학교의 도서관이 가난해지고 있습니다. 그만큼 많은 학생들의 마음 또한 가난해지고 있습니다. 학교 도서관에는 색이 바래고 찢어진 책들이 나뒹굽니다. 더럽고 먼지만 앉은 책을 과연 누가 읽고 싶어 할까요? 게임과 스마트폰에 중독된 초·중고생들. 입시의 문턱 앞에서 문제집에만 매달리는 고등학생들. 험난한 취업 준비에 책 읽을 시간조차 없는 대학생들. 아무런 꿈도 없이 정해진 길을 따라서만 가는 젊은이들이 과연 대한민국을 이끌 수 있을까요?

한 권의 책은 한 사람의 인생을 바꾸는 힘을 가지고 있습니다. 한 사람의 인생이 바뀌면 한 나라의 국운이 바뀝니다. **저희 행복에너지에서는 베스트셀러와 각종 기관에서 우수도서로 선정된 도서를 중심으로 〈모교 책 보내기 운동〉을 펼치고 있습니다.** 대한민국의 미래, 젊은이들에게 좋은 책을 보내주십시오. 독자 여러분의 자랑스러운 모교에 보내진 한 권의 책은 더 크게 성장할 대한민국의 발판이 될 것입니다.

도서출판 행복에너지를 성원해주시는 독자 여러분의 많은 관심과 참여 부탁드리겠습니다.

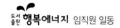

도서출판 **행복에너지** 임직원 일동

하루 5분, 나를 바꾸는 긍정훈련
행복에너지

'긍정훈련' 당신의 삶을
행복으로 인도할
최고의, 최후의 '멘토'

'행복에너지
권선복 대표이사'가 전하는
행복과 긍정의 에너지,
그 삶의 이야기!

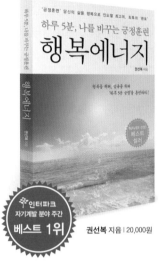

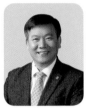

권선복

도서출판 행복에너지 대표
영상고등학교 운영위원장
대통령직속 지역발전위원회
문화복지 전문위원
새마을문고 서울시 강서구 회장
전) 팔팔컴퓨터 전산학원장
전) 강서구의회(도시건설위원장)
아주대학교 공공정책대학원 졸업
충남 논산 출생

인터파크
자기계발 분야 주간
베스트 1위

권선복 지음 | 20,000원

책 『하루 5분, 나를 바꾸는 긍정훈련 - 행복에너지』는 '긍정훈련' 과정을 통해 삶을 업
그레이드하고 행복을 찾아 나설 것을 독자에게 독려한다.
긍정훈련 과정은 [예행연습] [워밍업] [실전] [강화] [숨고르기] [마무리] 등 총
6단계로 나뉘어 각 단계별 사례를 바탕으로 독자 스스로가 느끼고 배운 것을 직접
실천할 수 있게 하는 데 그 목적을 두고 있다.
그동안 우리가 숱하게 '긍정하는 방법'에 대해 배워왔으면서도 정작 삶에 적용시키
지 못했던 것은, 머리로만 이해하고 실천으로는 옮기지 않았기 때문이다. 이제 삶을
행복하고 아름답게 가꿀 긍정과의 여정, 그 시작을 책과 함께해 보자.

『하루 5분, 나를 바꾸는 긍정훈련 - 행복에너지』